第2版

杨氏推拿按摩疗法

杨理存　王彦玲　著

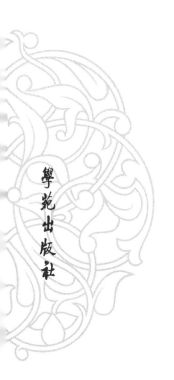

学苑出版社

图书在版编目（CIP）数据

杨氏推拿按摩疗法/杨理存，王彦玲著.—2版.—北京：学苑出版
社，2020.1

ISBN 978 - 7 - 5077 - 5867 - 2

Ⅰ.①杨…　Ⅱ.①杨…②王…　Ⅲ.①按摩疗法(中医)

Ⅳ.①R244.1

中国版本图书馆 CIP 数据核字（2019）第 275642 号

责任编辑：黄小龙
出版发行：学苑出版社
社　　　址：北京市丰台区南方庄 2 号院 1 号楼
邮政编码：100079
网　　　址：www.book001.com
电子邮箱：xueyuanpress@163.com
销售电话：010 - 67601101（销售部）、010 - 67603091（总编室）
印 刷 厂：北京通州皇家印刷厂
开本尺寸：710mm×1000mm　1/16
印　　张：11.5
字　　数：173 千字
版　　次：2020 年 1 月第 1 版
印　　次：2020 年 1 月第 1 次印刷
定　　价：58.00 元

内容提要／

  本书是杨理存先生继承祖传绝技，继《杨氏脏腑经络点穴疗法》出版后推出的又一部力作。

  本书汇总了杨理存先生几十年的临床经验，揭示了人体五行阴阳、经络气血、五脏六腑在人体生命活动中的作用和与治疗疾病的关系，论述了从事中医推拿工作的医务人员应具备的中医学理论修养、道德修养、医疗内功修养与临床技法修养的深刻内涵。该书内容独特、实用，具有较高的学习、参考价值，适合中医推拿按摩初学者、临床医师阅读。

第 2 版前言/

本书第一次出版后，很多读者来信来电询问、交流，说明人们对这一疗法逐渐认识、认可，为响应广大群众的呼声，故再版之。

推拿是中国最古老的治疗方法。《素问·异法方宜论》曰："中央者，其地平以湿，天地所以生万物也众，其民食杂而不劳，故其病多痿厥寒热，其治宜导引按跷。"

杨氏推拿按摩疗法已有十九代传承历史，有自己丰富的理论知识和临床经验。要掌握这种疗法，需要医者有深厚的医疗内功和中医学基础，临床中望、闻、问、切、摸、量六诊合参，通过手的感觉，在心中感悟到病因、病理、病性，明确病位，进而确定治法治则，心又通过手，把治则、治法表现出来。

当今社会，人们都已经意识到药源性危害，同时又处于一种高污染的环境中，而推拿手法仅需一双手就可以强身体、除百病，实乃不可多得、值得珍惜的绿色疗法。

王彦玲

2019 年 11 月于北京

序/

　　中医之道，上达天机，下治人伦。以身修身，以志祛疾。古传圣手，今世流传。吾有幸偶得一窥，深感中华文化无量哉！德真崇医，理阴阳，明经络，得上辈之真传，欲享后人。承心明志，得益于仁。自古医者分上工、中工、下工，道有深浅，用有不同。与高者谋之，一语顿开茅塞，胜读十年医书；与下者语之，浑浑不知其道，为祸不浅矣！自古人命关天。医者，救死扶伤，天职也，尚医德为先。品德高者道行亦可高，"苦其心志，劳其筋骨，饿其体肤，空乏其身"，而后"增益其所不能"。所谓圣手，无不经无数风雨打磨才可谓实至名归。而今观此书之妙指，即可见德真（即杨理存先生）之功非一日之寒而成，受益其技者更数不胜数。可喜其技传后人亦称佼佼，让人欣慰。

　　中医按摩推拿，循经理脉。寻常视之，哑然失笑，不过搬首弄足而已。其不知此中玄机莫测，更不闻手上功夫。德真之技，沟通天地之气，借己身手达于患者，使其阴阳分明，脉理顺畅，于疑难杂症屡建奇效。同道中人，不可不闻。

　　同于德者乐于德，同于失者乐于失。今观德真破除门户之见，欲献其技于芸芸，可谓传道于后人，积功累德矣。更愿见众生得益于此。吾为此作序，天缘幸哉！

中华中医药学会学术部主任　孙永章

2008 年 8 月 22 日

第1版前言/

　　中医推拿按摩属中医外治法，是我国最古老的治疗方法，合阴阳、调气血、处治百病，史料记载颇多。随着社会的发展，发明了针石、饮片内治疗法，因其较中医推拿按摩术简便易学，较易掌握而得到了普及、应用。因推拿按摩需要深厚的中医学与医疗内功修养功底，较难掌握，且临床治疗耗时、耗力、耗气，所以从事推拿按摩的医生愈来愈少。极少数中医推拿按摩师被历代皇帝、达官贵人等上层社会人物所享用，中医推拿按摩术或因此得以传承下来。随着社会的变迁、战乱，以及受封建思想、政治因素及西方医学的影响，中医推拿按摩术历史上多次几近灭绝，极少数保留下来的高层次推拿按摩术也在封建意识的影响下秘而不宣，传为绝学。

　　近代，许多学者不断发掘继承民间遗留下来的推拿按摩技法，逐步将其普及应用，使国内外对中医推拿按摩疗法有了一定的认识，并因其治疗方法独特、医疗效果显著、无毒、无不良反应、安全可靠等五大特点，引起了国内外医学界的重视。

　　但我们一定要清醒地看到，我们的发掘工作做得很不深入，继承工作与先人们存在很大差距。中医推拿按摩疗法理论、治疗机制剖析得不深入，如阴阳五行、经络气血、五脏六腑功能在人体生命活动中的作用及与疾病的关系。临床治疗应用还有待进一步提高，如中医推拿按摩现在只停留在缓解疲劳的保健按摩水平，或对一些表浅急症疾病，局部施治只能起到缓解症状的治疗作用。再者，从事中医推拿工作的人员医疗内功修养差，临床不能取得应有的医疗效果，有相当一部分中医推拿按摩师不能达到调治百病的水平。鉴于此，师父总结十八代先人与自己几十年临床经验及所学、所悟，于本书中论述了中医推拿按摩师的道德修养、中医理论知识修养、医疗内功修养、临床技法修养以及临床如何认

杨氏推拿

按摩疗法

识疾病，如何辨证施治等方面的认识、经验体会，意在抛砖引玉，为中医推拿按摩事业的发掘、继承、普及、提高做出贡献，为弘扬传统中医文化尽微薄之力。

师父出身于武术、中医世家，祖上名人辈出，精研医道，深谙宇宙与人体阴阳之变化，师父认为一名好中医应能做到诊病因、辨病理、知病性、明病位、舒圣手、施妙法（方）、合阴阳、治病本、调治百病、手到病除。为了治病救人，要有高度的责任感，要恪守医道，要刻苦深研中医学真谛，要刻苦研修医疗内功，苦在超凡脱俗、苦在清心寡欲、苦在心静如佛似仙、苦在像蜡烛一样，我喻其为"燃烧自己，照亮患者"。

通过师父几十年总结观察，认识到医学界病理存有宏观与微观之分，辨证存有整体与局部之分，治疗存有治病与治症之分，治疗效果存有长效与短效之分，治疗方法存有除病与缓解之分，治疗法则存有治本与治标之分。中医学应该是宏观的、整体的、治疗的、长效的、治本的。尤其是中医推拿按摩疗法，诊断疾病的手段是通过望、闻、问、切、摸、量六诊合参，通过辨证而知病因、病理、病性、病位，进而确定治法、治则，以舒圣手，手到病除。从诊断到治疗的整个过程只用了四个字："手感"与"手法"，即通过手的感觉，而心中感悟到病因、病理、病性、病位，形成治则、治法；继而心又通过手，把治法、治则在临床治疗中表现出来，不借助任何设备与药物，而手到病除。深入剖析，中医推拿按摩师是在用"心"治病。多么科学！多么高深！多么奥妙无穷！多么实用！如果大家能体悟、认识到这些，就应该提高自信，学习继承中医推拿按摩之真谛，应用中医推拿疗法为人类健康做出贡献。

王彦玲

2008 年夏

目录/

第一章　中医推拿按摩渊源与发展

要了解中医推拿按摩的渊源，首先需要深入探求中国文化的起源，这是不容回避的事实。祖国文化源于"天人合一，天人相应"，这是中国文化界的共识。但什么是"天人合一，天人相应"？"天人合一"就是人与宇宙相融合的状态，"天人相应"就是宇宙对人体的感应。这也是道家理论的精髓，《道学仙鉴》中记载得很清楚。中国的道教是中国最古老（从古代延续至今）的教派，具有"天师""神医"之称的岐伯、神农、扁鹊、华佗、孙思邈、李时珍等皆大多数是道家杰出人物，为中医学的形成与发展做出了杰出的贡献。

古代受人尊敬爱戴的道长都集武功、医学、易经预测于一身。习武可以强身健体，提高自卫能力与抵抗疾病的能力；练功能使人明心见性，益智延年，古代称"丹道学"，为人类的科学进步与发展发挥了重大作用。中医学可以无愧地说是祖国的传统文化瑰宝，为中华民族的人口繁衍、健康长寿，乃至世界医学的发展发挥了重大作用。易经是中国最古老的一门学问，如果人们不认识也不要否认，易经对天文、地理、自然界阴阳变化等给予了预测、阐释，为中华民族的繁荣昌盛发挥了重要作用，通用的是：阴阳、五行、经络、穴位，古人们把这有机地结合起来，奠定了中医学基础理论，发展了医学疗法。推拿按摩疗法更是武术、医疗内功（气功）、医学、易学有机结合的产物，是中医学最古老的治疗方法。由于祖先们对以上文化具有高深的修养，所以临床治疗疾病的诊断及疗效均达到神奇的程度。如诊断中的望、闻、问，反映出易学中的相学、面相、体相、手相；切脉，反映易学中的阴阳五行气血盛衰乘侮；推拿按摩疗法的摸、接、端、提、按摩、推拿更与武术中的分筋错骨法密不可分，以前的老中医都习武、修炼医疗内功（气功），这也是老中医长寿的秘密所在。

道教的"丹道学"也称"导引术"，近代改称"气功"，更与医学中的阴阳气血不可分割。气功所练的气同样是医学所调治的气，是人体经络的经气，是人体生命的功能物质。气是人体生命之本源，是赖以生存的基本功能物质，并可进一步解释为：人们练气功练的就是赖以生存的功能物质。气功绝不是封建迷信活动（但要承认气功界存在假、冒、伪、劣），大量的气功修炼者达到了祛病、强身健体的目的，这是客观存在的事实。

以上我所论述的是中医学根于道学，这才能认识理解中医学中的阴阳、经络、气血、营卫、藏象等学说，也能理解古代十大名医因何被供奉在庙观里，甚至被称为"药王"——河北鄚州药王庙供奉扁鹊为"药王"，北京道教协会所在地白云观，供奉孙思邈为"药王"。

推拿按摩疗法的理论与中医学其他学科一样，是以阴阳五行、藏象、经络、营卫、气血等学说为理论指导的，其中以经络学说在应用上尤为重要，如《素问·血气形志》说："形数惊恐，经络不通，病生于不仁，治之以按摩醪药。"说明经络涩滞不通畅而出现的麻木不仁，即精神失常一类的疾病是可以用按摩来治疗的。又如《素问·举痛论》说："寒气客于背俞之脉，则脉泣（涩），脉泣则血虚，血虚则痛，其俞注于心，故相引而痛，按之则热气至，热气至则痛止矣。"这说明了寒邪侵犯了背俞俞穴之后，引起经络的涩滞不通，气血因而运行不畅而引起疼痛，甚者诱发心痛的发作。推拿按摩能疏通经络，流通气血，产生温热，驱除寒邪，从而达到止痛治病的目的。古今大量医案事实告诉我们，经络客观存在是肯定的，尤其近代经络学家们用三种不同的物理方法证实了这一有生命就存在、无生命即消失、解剖无物质、维系人体生命、运行无形气血物质的神秘系统——经络系统。在两千多年前的春秋战国时期，已被广泛地应用于医疗实践，当时民间名医扁鹊用按摩疗法成功地抢救了尸厥患者。我国现存最早的医学著作，秦汉时期的《内经》中记载了按摩可以治疗痹症、痿症、口眼歪斜和胃痛等疾病，《素问·异法方宜论》曰："中央者，其地平以湿，天地所以生万物也众，其民食杂而不劳，故其病多痿厥寒热，其治宜导引按蹻，故导引按蹻者，亦从中央出也。"这里的"中央"即我国的中部地区，相当于今天河南洛阳一带。

三国、晋、隋、唐时期，设有按摩专科，有按摩专科医生。如隋代设有按摩博士职务，唐代设立按摩科，把从事按摩的医师分成按摩博士、按摩师和按摩工三个等级，同时开展教学，"导引之法以除疾，损伤折跌者正之"。晋代的《抱朴子·内篇·遐览》中提到有《按摩经导行经十卷》（已佚），隋代的《诸病源候论》，每卷之末都附有导引按摩之法。隋唐时期，在人体体表施按摩疗法时涂上制成膏状的中药，于是一种既可防止病人表面破损，又可使药物和手法作用相得益彰的膏摩方法有了发展。而且膏摩的作用很多，可以防止小儿疾病，《千金要方》中指出"小儿虽无病，早起常以膏摩囟上及手足心，甚避寒风"。这时期按摩的治疗范围也逐步扩大，如《唐之典》说按摩可除八疾"风、寒、暑、湿、饥、饱、劳、逸"。《外台秘要》说："如初得伤寒……若头痛背强，宜摩之佳。"《诸病源候论》说："相摩拭目令人目明。"《肘后备急方·救卒中恶方》说："救卒中恶死，令爪其病人人中取醒。"不仅得到临床验证，而且后人在继承的基础上，不断探索和发展，丰富了医学的理论手法与治疗范围。

这一时期，我国经济、文化、交通等均有较大的发展，对外文化交流出现了欣欣向荣的局面，我国医学在这时期传入朝鲜、日本、印度及东南亚一些国家。

宋金元时期，推拿运用的范围更加广泛，如宋代医生庞安时说："为人治病率十愈八九，有民家妇孕将产，七日而子不下，百术无解救……令其家人以汤温其腰腹，自为上下按摩，孕者觉肠胃微痛，呻吟间生一男子。"运用了按摩法催产。这个时期比较重视推拿手法的分析，如《圣济总录》中说："可按可摩，时兼而用，通谓之按摩，按之弗摩，摩之弗按，按止以手，摩或兼以药，曰按曰摩，适所用也。世之论按摩，不知析而治之，乃合导引而解之，益见其不思也。大抵按摩法，每以开达抑遏为义，开达则壅蔽者以之发散，抑遏则彪悍者有所归宿。"导引乃是运用医疗内功循经络导引经络气血之意。此类对具体手法的分析，使人们对按摩治疗作用的认识有了进一步的提高。

明代处于封建社会没落时期，资本主义生产方式已有萌芽，新的生产方式促进了医学的发展，当时不仅设有按摩科，而且在治疗小儿疾病方面已经积累了丰富的经验，形成了小儿推拿的独特体系，如小儿推拿有点也有线（如前臂的"三关""六腑"）和面（如手指指面的"脾""肺""心""肝""肾"等）。在小儿推拿按摩临床实践的基础上，又有不少小儿推拿按摩专著问世，如《小儿按摩经》《小儿推拿方脉活婴秘旨全书》《小儿推拿秘诀》，其中《小儿按摩经》可算是我国现存最早的按摩书籍。明代的民间推拿按摩医生比较活跃，《香案牍》中记载"有疾者，手摸之辄愈，人呼为摸先生"，这里的摸先生就是民间推拿按摩医生，一直到现代民间还秘传着很多推拿按摩疗法。

由于其疗效显著，受到人们的欢迎，因此，清代民间仍有较大发展，陆续有不少推拿专著问世，其中熊应雄的《小儿推拿广义》、骆如龙的《幼科铁镜》等著作也有推拿按摩的介绍。清代，对推拿按摩手法治疗伤科疾病做了系统的总结，如《医宗金鉴》把摸、接、端、提、按、摩、推、拿列为伤科八法，从以上的著作中，不但可以看到按摩临床经验的日益积累，而且在理论上也有很大提高，对推拿按摩的适应范围和治疗法则也有了较系统和全面的阐述。

1929年召开过一次"中央卫生委员会议"，由于国民政府腐败无能，崇洋媚外，提出了"废止旧医，以扫除医事卫生之障碍"的方针，1936年又提出了"国医在科学上无根据，一律不许执业"。中医学遭到严重摧残，按摩推拿除应用于上流社会、官僚阶层和世家秘传外，几乎濒于淹没。当时从事医疗按摩推拿按摩者寥寥无几，但由于推拿按摩的确是行之有效的，具有内在的强大生命力，因此，在极艰难的环境下，推拿按摩在民间还是有一定程度的发展，如在一指禅推拿的基础上，逐步发展形成了滚法推拿流派；在练功和武术的基础上，逐渐发展形成了平推法或称内功按摩流派。

1949年后，在党的中医政策指引下，中医学中的推拿按摩疗法受到重视，在上海，1956年开设推拿按摩训练班，1958年成立推拿按摩专科门诊部，同年又开设了专科学校，邀请当时全国著名的专家任教，培养推拿按摩专业人才，推拿按摩治疗范围已包括内、妇、儿、伤、五官等各科疾病，同时开展了推拿的生理作用和治疗原理的初步研究，也开始对历史文献进行整理。对推拿按摩手法的基本要求——有力、柔和、持久、深透，就是在这时期明确提出的。在1959年，有人提出用生物力学的方法研究推拿按摩的设想，并开始做了初步探索，这个时期出版了推拿著作 10 余种，发表论文 70 余篇。

到 20 世纪 60 年代上半期，在我国初步建立了一支推拿按摩专业队伍，并做了大量的继承整理工作，出版专著 10 余种，发表论文 270 余篇，推拿麻醉在这个时期获得初步成功。

20 世纪 60 年代下半期至 70 年代上半期，推拿事业遭到极大破坏，关闭了当时全国唯一的推拿按摩学校，撤销了上海市推拿按摩门诊部及全国很多医院中的推拿按摩科，当时，推拿按摩治疗范围缩小到仅治疗 3 种疾病（扭伤、腰椎间盘突出症、漏肩风），学术活动完全停止。但人民群众是欢迎推拿的，由于客观上需要，1974 年上海中医学院在全国第一个成立了针、推、伤专业。1976 年 10 月以后，随着国家的稳定和发展，学术活动逐步恢复，中华人民共和国原卫生部十分重视推拿按摩事业的发展，1979 年上海中医学院成立了针灸推拿按摩系，为培养专业人才创造了条件。1979 年 7 月，在上海首次召开了全国性的推拿按摩学术经验交流会，全国 27 个省市 108 位代表参加，交流论文 98 篇，推拿按摩事业在全国范围内得到发展。1982 年北京中医学院亦成立了针灸推拿按摩系，全国有条件的中医学院相继开始筹建针灸推拿按摩系，这进一步促进了推拿事业的发展。

自上世纪 80 年代国家实行改革开放，由计划经济体制改变为社会主义市场经济体制，变公有制为公有制与私有制并存，国家实施发掘"民间一技之长"政策，使一些流传于民间、身怀绝技的中医世家有了用武之地，推动了中医学的发展。

1997 年，在北京成立了中医按摩康复研究中心——北京继弘按摩康复研究中心，丰富了推拿按摩理论与技法，揭示了人体奥秘及推拿按摩的治疗原理，创立了能治疗各科疾病与疑难杂症的脏腑经络点穴疗法，此法具备不打针、不吃药、无毒、无不良反应；克服药源性疾病的发生与危害；无再伤害、安全可靠；能治疗各科疾病、疗效显著；明显改善人体各系统机能与功能、提高人体免疫能力的五大特点，在医学界独树一帜。

由于推拿按摩独具特色疗效，具有科学性、方向性、实用性，目前已引起国际医疗卫生界的重视，许多国家都已开展对这方面的研究。古老的推拿按摩疗法定会重放异彩，定会为人类医疗保健事业做出新的贡献。推拿按摩疗法将成为 21 世纪的重要医疗手段。

第二章　中医推拿按摩师的道德修养

中医推拿按摩师同社会的各行各业从业者一样，同样需要较高的道德修养，而且不仅仅是思想、品德方面的修养，更重要的是职业道德方面的修养。道者，各行各业的行为规范、规章、运作规律、规矩；德者，各行各业的德行规范，对从业者德性、品德修养的要求。中华民族具有道家、佛家、儒家等传统文化，仁、义、礼、智、信、忠、孝是中华民族文化智慧的结晶，是家庭和睦、国家安定之本。

中医推拿按摩师的道德修养是什么？师父德真试论如下：道，医道也；德，医德也。也就是要求中医推拿按摩师要精医道而守医德。医道者，医的规律、规范、道理或说医理，也就是说作为中医推拿按摩师要懂得遵循医道的规律、规范、规矩、医理。深入地说是要求中医推拿按摩师一要精通中医的医理，精通中医学，对人体阴阳、五行、经络、五脏六腑功能与机能等有关人体科学的知识，中医学对于疾病的认识、诊断及治疗的论述掌握精通方可为医，方可论医。二要精通诊断、治疗的技法与功法，能做到得心应手，手到病除，先人们要求"一旦临证，机触于外，而法生于内，心随手转，法从手出"。师父认为可以总结为"手感"与"手法"四个字，要求中医推拿按摩师应做到手感者就是"一旦临证，机触于外而法生于内"，也就是要求中医推拿按摩师的手一接触患者，通过认真触摸，便知其病病位、病理、病性之所在与所变，心中已胸有成竹，形成了正确的、科学的治疗法则、治疗方法及所需施功法。要求中医推拿按摩师所做手法者就是"心随手转""法从手出"，乃得心应手之说，就是通过科学正确的手法与功法达到手到病除之妙，此为"才不近仙不以为医"之理。当然，除此之外，还应做到环境整洁，空气新鲜，设备完好，服饰整洁，讲究个人卫生，不食异味食品，不嗜烟、酒等。

医德高尚，是对医生医德的一种赞扬，又是一种鞭策，不仅要求道德品质优异，更要求医生医德高尚。当今之世，假医不精医道，假药不治疾病，高收费，动辄要求患者做各种检查化验或多开药，开贵重药。不是为治病，而是为多挣钱，人们恐慌地总结说"无病是富"。

医者行善为本，善待众生，善待他人，善待患者，想患者之所想，急患者之所急，想的是少花钱治好病，像蜡烛一样燃烧自己，照亮别人，想的是提高自己的医道，治病救人。为什么高明的老中医经常获得"医德高尚"的赞扬？因他们做到了少花钱治大病。这需要较高的医疗道德修养，需要医生有较高的心性修行。德者又理解为得也，心性高者，方能得道，即能获得高明的医道，心性高者清心寡欲，杂念不生，必能精于医道，这才是中医推拿按摩师道德修养的真谛。

第三章　中医推拿按摩师的理论修养

中医基础理论是中医诊断、治疗疾病的理论基础，它不仅像现代医学那样认识到人体有形的物质系统与各系统功能，而且还认识到人体无形的更深奥的信息物质系统及五脏六腑的信息功能，如人体阴阳、五行、人体经络、腧穴功能及藏象。中医理论知识包括：五行学说、阴阳学说、经络学说、藏象学说、气血营卫学说。

一、五行学说

五行学说体现了中华民族祖先的宏观智慧，祖先们认识到宇宙是由木、火、土、金、水五种基本物质构成的。五种物质具有五种不同的特性，相互之间又具有相生、相克、相乘、相侮关系，化生着宇宙生命活动，所以又称五行。祖先们又认识到宇宙五种物质与人体五脏——肝、心、脾、肺、肾的特性、运行功能同性、同理，所以引用到中医学中演释人体五脏功能、特性的人体生命活动及疾病的传变与疾病的治疗相互关系。

祖先们还认识到，五行的生、克、乘、侮才能使自然界维持生态平衡，在人体维持生理平衡，故说"制则生化"。

五行学说用于诊断：人体是一个有机整体，内脏有病可以反映到体表，"有诸内者，必形诸外"，故曰："视其外应，以知其内脏，则知所病矣。"（《灵枢·本藏》）

用于治疗控制疾病的传变：疾病的传变，多见一脏受病，波及他脏而致疾病。五行学说具体内容在中医基础理论或其他书籍均有详细论述，故在此不做赘述。

二、阴阳学说

中医学诊病要首辨阴阳，治病要平衡阴阳，《黄帝内经》中还强调阴阳是"治病之本"。师父研修体悟认识到，阴阳有高层面阴阳与低层面阴阳之分。

高层面阴阳是人体的生命物质。生命物质有二，一为人体生命指令调控秩序信息物质，简称为生命序，属阴；一为人体生命力信息物质，简称生命力，属阳。也就是人体经络气血，完成着人体生命活动，完成人体内运动与外运动。高层面阴阳主宰着人体的思维、判断、决策、指令、生命活动等人体内运动与外运动。

三、经络学说

古人认识到人体有十二条经络、奇经八脉，络于五脏六腑并循行于体表，是与宇宙相沟通的神秘系统。《黄帝内经》云："经脉者，所以能决死生，处百病，调虚实，不可不通。"为什么称其为神秘系统？首先，经络无形，但确实运行着"决死生，处百病"的经络气血。再者是因为经络有生命就存在，无生命就消失；反过来可以说有经络存在就有生命，无经络存在就无生命。所以，经络在人体生命活动中起着至关重要的决定性作用。

经络是造物主在人体中设定的、运行气血的、无形的神秘系统，就像人体五官九窍、五脏六腑、四肢百骸一样都是造物主所设定的。用现代语言讲：是人类遗传基因 DNA 设定的，也就是人体生命指令秩序信息设定的，所以我们应该清楚为什么存在经络。师父经多年学习、研修、体悟，认识到：经络气血的气，是生物电，为阳属的人体生命力信息物质；经络气血的血，是生物磁，为阴属的人体生命秩序信息物质。也就是说，经络气血就是人体高层面的阴阳，就是人体生物电磁，就是人体生命物质——生命秩序信息与生命力信息，就是人类遗传基因 DNA 物质，二者合二为一，是个统一体，相互为用，互生、互根、互为消长。

经络是运行、布散气血，联络脏腑肢节，沟通上下内外的通道。在经络物质的作用下，人体有秩序地生成、生长，有秩序地内外运动，有秩序地完成各种生命活动。经络物质的强弱（虚实）与通畅，直接影响着人体的健康程度，而且经络物质的存在直接关系着人体生命的存在，所以师父才有"经络气血通，健；经络气血塞，病；经络气血存，生；经络气血消，亡"之说。经络气血畅通，人体就健康；经络气血滞塞，人体就会患病；经络气血存在，人体就有生命；经络气血消失，人体生命消亡。临床实践中，师父凭一双手而能"决死生、处百病"，证实了祖先们"夫经脉者，所以能决死生，处百病，调虚实，不可不通"之论述的正确性与科学性。

关于十二经络与奇经八脉的分布、循行及作用请参考中医基础知识和其他有关书籍，本书在此不予赘述。

四、藏象学说

中医藏象学说，实际是一部中医的人体解剖学，它不仅像现代解剖学一样认识了有形的物质系统与机能，还认识到五脏六腑无形的功能，如在对心脏的论述中，不但论述了现代解剖学认识到的心"主血脉"，还认识到了"心藏神""为君主之官""血之主""脉之宗""五行属火""开窍于舌""其华在面""在志为喜""在液为汗""与小肠相表里"，这些均被中医临床所证实。

（一）心的功能及与疾病的关系

《素问·灵台秘典论》云："心者，君主之官，神明出焉。"《灵枢·邪客》云："心者，五藏六府之大主也，精神之所舍也。"就是说人的精神、意识、思维、生命信息活动，人体内五脏六腑，各系统的内运动与人体的外运动都受心神的信息指令。《灵枢·本神》云："所以任物者谓之心。"任即接受，即接受外来信息的作用。张介宾《类经》指出，"心为藏府之主，而总统魂魄，并设意志，故忧动于心则肺应，思动于心则脾应，怒动于心则肝应，恐动于心则肾应，此所以五志唯心所使也""情志之伤，虽五藏各有所属，然求其所由，无不由心而发"。心神正常，精神振奋，神志清晰，思考敏捷，对外界信息反应灵敏正常。如心神被扰可出现精神、意识、思维异常，而出现失眠、多梦，神志不宁，甚则谵狂；或出现反应迟钝，健忘，精神萎靡，甚则神昏不省人事。《灵枢·本神》云："心藏脉，脉舍神。"《灵枢·营卫生会》云："血者，神气也。"

1. 心在志为喜：人对各界信息引起的情志变化，由五脏生理功能所化生，所以把喜、怒、忧、思、恐称为五志，分属于五脏。《素问·天元纪大论》云："人有五藏化五气，以生喜、怒、忧、思、恐。"《素问·阴阳应象大论》曰："在藏为心……在志为喜。"喜是对外界信息的反应，多属良性刺激。《素问·举痛论》曰："喜则气和志达，营卫通利。"但大喜过望又可损伤心神。《灵枢·本神》曰："喜乐者，神惮散而不藏。"《素问·调经论》云："神有余则笑不止；神不足则悲。"即过亢笑不止，不足则悲，五志均伤心而又分工受之。

2. **在液为汗**：津液通过阳气蒸腾气化后，从毛孔排出为汗。《素问·阴阳别论》云："阳加于阴谓之汗。"吴瑭《温病条辨》云："汗也者，合阳气阴精蒸化而出者也。"汗液的排泄赖于卫气对腠理的开阖作用，腠理开，则汗液蒸化而出，腠理闭，则汗无以蒸化出；固有"汗血同源"之说，所以"汗为心之液"。

3. **在体合脉，其华在面**：即血脉属于心。华即光彩，心神的功能正常与否可显露于面部。《灵枢·邪气藏府病形》云："十二经脉，三百六十五络，其血气皆上于面而走空窍。"心气旺盛，血脉充盈，面部红润光泽；心气不足则可见面色㿠白或晦滞；血虚则面无华，血瘀则面色青紫。心主脉有二：一为经脉，行经令；二为血脉，行血液。

4. **在窍为舌**：心在窍为舌，舌为心之外候，又称舌为心之苗，舌司味觉与语言表达，有赖于心神的功能。如果心的生理功能异常，可导致味觉改变，或舌强语謇。《灵枢·经脉》云"手少阴之别……循经入于心中，系舌本"。如心的功能正常，舌体红润，柔软灵活，味觉灵敏，语言流利。如心有病变，心阳不足，则舌质淡白胖嫩；心的阴血不足，舌质红绛瘦瘪；心火上炎则舌红，甚则生疮；若心血瘀阻，则舌尖暗紫或有瘀斑；心神异常，舌卷舌强，语謇或失语。《素问·六节藏象论》曰："心者，生之本，神之变也，其华在面，其充在血脉。"意即心神体之元阴为生命信息指控系统，主生命之序，又元阳，万物生于阴而长于阳，所以才能说是人生之本。

5. **主血脉**：为主血、主脉两个方面。《素问·五藏生成》云："诸血者，皆属于心。"血脉为血之府，脉是血液通行的通道，营气和血液的功能健全与否影响着血液的正常运行，血液的正常运行，决定着受用器官的功能与机能。《素问·五藏生成》云："足受血而能步，掌受血而能握。"心之搏动，依赖于心气，心气充沛，心力、心率、血液循行才正常，营养全身，而见面色红润光泽；如心气不足，血液亏虚，脉道不利，势必形成血流不畅，或血脉空虚，而见面色无华、脉象细弱无力等外在表现，甚则发生气血瘀滞，血脉受阻而见面色灰暗，唇舌青紫，心前区憋闷和脉象结代、紧等外在表现。

（二）心包的功能及与疾病的关系

心包，又可称膻中，《素问·灵兰秘典论》云："膻中者，臣使之官，喜乐出焉。"丹道学称中丹田，灵宝天尊居府。《医学正转》曰："心包经络，实乃裹心之包膜也，包于心外，故曰心包也。"《医贯》曰："心之下有心包络，即膻中也，象如仰盂，心即居其中。"《灵枢·胀论》云："膻中也，心主之宫城也。"《灵枢·邪客》云："心者，五藏六府之大主，精神之所舍也，其脏坚固，邪弗能客也，客之则心伤，心伤则神去，神去则死矣，故诸邪之在于心者，皆在于心之包络也。"在温病学说中将外感病中出现的神昏、谵语等病，称为"热入心包，蒙蔽心包"。

综上所述，我们足以认识到心包的重要性。在经络学中，手厥阴心包经与手少阳三焦经相表里，各为无形之脏腑，但它们在人体阴阳和合中起着重要的作用。通观近代中医文献，对这两个无形脏腑的生理功能论述得不清楚，所以在临床中往往忽视二脏腑的重要性，影响疗效。师父认为，经络无形，运行真阴真阳。心包、三焦与命门无形，夹人体之元阴元阳以三焦为通道完成人体的气化活动，师父感悟心包功能有三：一、心包率属下以自身为盾牌保卫心神安全。二、心包代心神掌管精明之腑及五官九窍，主管搜集、整理、传达部署体外与体内生命信息。三、心包布施心火对以命门相火肾阳蒸腾之阴液，继续蒸炼成精供人体的各器官享用，余者，命门收之藏于骨腔，称为骨髓、脊髓、脑髓，实为人之精髓，属高级营养液，以备需用。一部分提尽营养物质的无用废液，由肾收集转输膀胱为尿液，最后排出体外。师父在临床中治疗情志方面疾病，如失眠、自主神经紊乱、精神病等都重治心包，即是此理。三十六重要穴位中内关、膻中为重中之重。

（三）肺的功能及与疾病的关系

肺左右各一，居于心主之上，《素问·灵兰秘典论》云："肺者，相傅之官，治节出焉。"很像古代皇帝出行之"华盖"，故而得名华盖。肺不耐寒热，易被邪侵，又称"娇藏"。肺藏魄，气之主，在五行属金。主要功能为主气，司呼吸，主宣发肃降，通调水道，朝百脉而主治节，辅佐心脏调节气血的运行。上通喉咙，外合皮毛，开窍于鼻，在志为忧，在液为涕，手太阴肺经与手阳明大肠经相表里。陈修园《医学实在易》云："气通于肺藏，凡藏府经络之气，皆肺气之所宣。"气的生成，特别是宗气的生成，主要是吸入的清气与脾胃运化的水谷精气化成宗气，肺的呼吸影响全身之气的生成，具有调节全身气机的升降出入的作用。

1. 肺主呼吸：肺主人体内外气体交换，《素问·阴阳应象大论》曰："天气通于肺。"肺吸入清气，呼出浊气，完成肺本身物质需求，清气与脾胃饮食物中的精气，气化合成宗气，贯宗脉进一步气化合成：

（1）营气，以辅助心运行阴血。

（2）卫气，于脉外达体表。

（3）精气，降于肾，由肾阳于命门蒸腾气化于三焦，供各脏器之用，余者炼精髓藏之于骨腔待用，废者通过膀胱排出体外，所以中医学称："肺是气之主，肾为气之根。"

肺的呼吸均匀调和，是气的生成、气机调畅的重要条件，反之呼吸功能失常，必然影响到宗气、营气、卫气、精髓、尿液的生成和气机运动，生命活动会减弱，一旦呼吸停止，人体的生命活动也就终结。

2. 肺主宣发肃降：宣发即肺气向上升宣和向外的布散，所谓肃降，即是清肃和下降，其生理作用一是通过肺的气体交换排出浊气，二是宣发肃降。《灵枢·决气》云："上焦开发，宣五谷味，熏肤，充身，泽毛，若雾露之溉，是谓气。"

（1）宣发卫气，调节腠理开合，将代谢后的津液化为汗液排出体外。

宣发卫气主司毛孔（玄窍）之闭合，以抵御外界风热、风寒之邪及抵御不良微生物对人体的侵袭。因此，肺失于宣散，即可出现呼气不利、胸闷、咳喘、鼻塞、喷嚏和无汗等病理反应。

（2）肺主肃降，一是吸入自然界清气；二是将清气与脾传输的津液、水谷精微向下布散；三是肃清肺和呼吸系统气道内异物，因此如出现肃降失常，会出现胸闷、咳喘、呼吸短促或表浅、咳痰咯血等病理现象。《素问·藏气法时论》曰："肺苦气上逆。"《素问·至真要大论》云："诸气膹郁，皆属于肺。"

3. **通调水道**：水道是水液运行和排泄的道路，肺的宣发和肃降对体内水液的输布运行和排泄起着疏通和调节作用，不但将津液和水谷精微宣发全身，而且主司腠理开合，调节汗液的排泄，参与肝营造血转于心，参与血液的通调。《灵枢·营卫生会》中强调了肺在血液中的作用："中焦亦并胃中，出上焦之后，此所受气者，泌糟粕，蒸津液，化其精微，上注于肺脉，乃化而为血。以养生身，莫贵于此，故独得行于经隧，命曰营气。"

4. **肺朝百脉**：朝：聚会。指全身的血液，都通过经脉聚会于肺，通过肺的呼吸进行气体交换，然后再输布全身。《素问·经脉别论》云："食气入胃，浊气归心，淫精于脉，脉气流经，经气归于肺，肺朝百脉，输精于皮毛。"《医学真转·气血》云："人之一身，皆气血之所循行，气非血不和，血非气不运。"

5. **肺主治节**：治节：治理调节。《素问·灵兰秘典论》云："肺者，相傅之官，治节出焉。"肺的治节主要体现在四个方面。一是肺主呼吸，呼吸运动有节奏，二是肺调节气机的升降出入运动，三是肺的气机升降出入辅助心调节血液的运行，四是肺的宣发和肃降，治理调节津液的输布运行和排泄。

6. **肺在志为忧**：《素问·阴阳应象大论》云："在藏为肺……在志为忧。"忧和悲属情志变化，虽略有不同，但对人体生理活动的影响是大体相同的，因此，忧和愁同属肺志，忧愁和悲伤，均属非良性刺激，影响人体的气不断消耗。如《素问·举痛论》云："悲则气消……悲则心系急，肺布叶举，而上焦不通，营卫不散，热气在中，故气消矣。"

7. **在液为涕**：涕是鼻黏膜分泌的黏液，有润泽鼻窍的功能，鼻为肺窍。《素问·宣明五气》云："五藏化液，肺为涕。"若肺遇寒则鼻流清涕，遇热则鼻涕黄浊，肺燥则鼻干。

8. 在体合皮，其华在毛： 皮毛包括皮肤、汗腺、毫毛等组织，是一身之表，卫气津液温养、润泽之，为抵御外邪侵袭的屏障。《素问·五藏生成》曰："肺之合，皮也，其荣，毛也。"如肺气虚，宣发卫气和输精于皮毛的生理功能减退，则卫表不固，抵御外邪侵袭的能力即低，可出现多汗和易于感冒或皮毛憔悴枯槁。如腠理闭塞，卫气郁滞，影响及肺，肺气不宣。外邪侵肺，肺气不宣，同样引起腠理闭塞，卫气郁滞。中医学把汗孔称"气门"，因汗孔不仅是排泄津液所化之汗液，实际上随着肺的宣散和肃降进行着体内外的气体交换，丹道学中的"入定"（呼吸系统停，采用胎儿玄窍呼吸）即是此理。

9. 在窍为鼻： 肺开窍于鼻，鼻与喉通于肺，有"鼻为肺之窍""喉为肺之门"的说法。鼻的嗅觉与喉部的发音，都是肺气的作用。"肺气通于鼻，肺和则鼻能知香臭矣"。外邪入侵袭肺，多从鼻喉入，肺的病变，也多见鼻、喉的症候，如鼻塞、流涕、喷嚏、喉痒、音哑和失音等。

（四）脾的功能及与疾病的关系

脾位中焦，在膈下，主升清、运化和统摄血液。足太阴脾经与足阳明胃经相络属相表里，古人认识到脾与胃、肠共同形成消化系统。机体生命活动的持续和气、血、津液的生化都有赖于脾胃运化的水谷精微，为气血化生之源，"后天之本"。《素问·灵兰秘典论》云："脾胃者，仓廪之官，五味出焉。"脾开窍于口，其华在唇，五行属土，在志为思，在液为涎，主肌肉与四肢。

1. 主运化： 运，既运送；化，即低层面的消化吸收，高层面的阴阳气化。是指把水谷（饮食物）化为精微，运化水谷精微"灌溉四旁"。《素问·经脉别论》云："食气入胃，散精于肝……浊气归心，淫精于脉""饮入于胃，游溢精气，上输于脾，脾气散精，上归于肺。"

古人道出了人体高层面阴阳气机的循行规律和生理作用。谷气入胃，精气散于肝，肝挟胆与之气化，在脾气的升清作用下，把加工着色之浊气，上输于肺后，着色之浊气归于心，淫，气化营营，既挟有营气之血液注入血管脉中。《素问·厥论》云："脾主为胃行其津液也。"因此，脾的运化水谷精微的功能旺盛，则机体的消化吸收功能才能健全，才能化生高层面阴阳气血与低层面阴阳气血，津液提供充足的物质养分，才能使脏腑、经络、四肢百骸及筋骨、皮肉毛及各系统得到充足的营养物质，而进行正常的生理活动。反之若脾的运化水谷精微的功能减退，即称作脾失健运，则机体的消化吸收机能、气机的升降出入运化功能因而失常，而出现腹胀、便溏、食欲不振，以至倦怠、消瘦和高层面气血、低层面气血生化不足。所以说：脾胃为后天之本及气血生化之源。

运化水液，又称"运化水湿"，是指对水液吸收散布转输的作用，对液态物质中的水液吸收，布散于肺，输入于肾，水液经肺肾二脏气化后形成尿液排出体外。因此，脾的运化水液功能健旺，就能防止水液在体内发生不正常的停滞，也就能防止湿、痰、饮等病理产物的产生。反之，脾的运化功能减退，必然导致水液在体内的停滞，产生湿、痰、饮等病理产物，导致水肿。《素问·至真要大论》曰："诸湿肿满，皆属于脾。"是脾虚生湿，脾为生痰之源、肺为储痰之器和脾虚水肿的发生机制。

脾的运化一方面从水谷精微中化生真阴真阳之气血以补先天，另一方面，化生低层面阴属阳属物质，气血、津液和各种营养物质，是维护人体生命物质所需，李中梓在《医宗必读》曰："一有此身，必资谷气。谷气入胃，洒陈于六府而气至，和调于五藏而血生，而人资之以为生者也，故曰后天之本在脾。"

脾胃为"后天之本"在防病和养生方面也有重要意义，如李中梓在《脾胃论·脾胃盛衰论》中云："百病皆由脾胃而生矣。"所以我们在日常生活中要注意饮食质量、数量、营养的合理性，如霉变食品会直接损伤脾胃，吃得过饱、过酸、过辣、过淡、过咸，吃得营养不足，营养过剩，肥、甘、腥、虾蟹之毒、寒、热、酒水等物均可损伤脾胃，所以更要注意保护脾胃，如病中忌口，注意用药尤其西医化学药品对脾胃的损害等。

2. 主升清：脾的运化功能以升清为主，清是指水谷精微等营养物质，前面我曾论述了宇宙的真阴藏于心，真阳藏于肾，父母的元阴藏于左肾，元阳藏于右肾，后天的阴藏于脾，阳藏于肾。人体的气机升降源于宇宙感应即宇宙信息，心者，五行属火脏，蒸腾肾五行水脏而生，遇华盖——肺，五行金脏聚集螺旋阴极而降，脾主后天气化之阴阳，则阳生，阴降。

人体信息分工，物质的升清由脾负责，降浊由胃负责，李东垣强调指出：脾气升发，则元气充沛，人体始有生生之机；脾气的升发，使肌体内藏器官不会下垂，若脾气不能升清，则水谷精微不得运化，气血化生无源，可出现神疲、乏力、头目眩晕、腹胀、泄泻等症。故《素问·阴阳应象大论》云："清气在下，则生飧泄。"脾气（中气）下陷则可见久泄脱肛，甚至内脏下垂等症。

3. 主统血：统是统摄、控制的意思，即脾有统摄血液在血脉管中流动循行，防止溢出脉外的生命序信息功能。《难经·四十二难》云："脾主裹血，温五藏。"这里的裹是指脾具有包裹血液，勿使外溢的意思，也就是脾主统血，血的循行是接受脾的指令，沈目南《金匮要略注》云："五藏六府之血，皆赖脾气统摄。"实际上是脾之所以统血，与脾为气血化生之源有关。脾的运化功能旺盛，则气血充盈，而气的固摄作用良好，血液不会溢出脉外而出血，反之脾的运化功能减退，则气血化生无源，气血亏虚，气的固摄功能减退而导致出血，临床上多见便血、尿血、崩漏等症状，称为脾不统血。

4. 在志为思：思考、思虑，是人体对事物的精神思维活动。《灵枢·本神》云："因志而存变谓之思。"思与心主神明有关，故有"思出于心，而脾应之"之说，正常的思维对身体无不良影响，如果思虑过度，或所思不遂，就会影响机体的正常生理活动，主要影响气的正常运行，导致气滞、气结。《素问·举痛论》云："思则心有所存，神有所归，正气留而不行，故气结矣。"师父于北京牛街诊治一多次昏厥的患者，曾入住北京市几家著名医院，集中了最好的专家，启用了所有检测手段和高级设备，用了许多神经方面的药物及营养素。但因不知其患何病，医治没有明显疗效。几经抢救，苏醒后继续再犯。患者家属急得追着几名专家追问病因，专家只有摇头叹息，双手一摊，无奈回答"真不知道"。师父诊脉象，沉、缓、结代，乃气结导致昏厥之症，治则：疏肝理气宽胸，治法：全面脏腑调整。6次治疗后，患者一口气能上6楼，中间不用休息两次了。1个疗程后，再也没复发，为巩固疗效，又调整了1个疗程，愈后上班了。因何气结？患者33岁，其夫同龄，于患者就诊前3个月突然病故，遗二老及一子，悲伤、思念过度，导致气结，由于气结于中焦，影响了脾的升清，再加上思虑过度，导致不思饮食，脘腹胀闷，头目眩晕，伤气伤神，甚则昏厥。

5. 在液为涎：口津、唾液中清稀的称作涎，可保护口腔黏膜、润泽口腔，有助于食物的吞咽和消化。《素问·宣明五气》云："脾为涎。"有"涎出于脾溢于胃"之说，正常情况下，涎液上行于口，但不溢于口外，若脾胃不和，则涎液分泌增加，口涎自出。

6. 在体合肌肉，主四肢：《素问·痿论》云："脾主身之肌肉。"脾胃为气血化生之源，全身肌肉都依靠脾胃运化水谷之精微来营养，使肌肉丰满发达。《素问·五藏生成》云："脾主运化水谷之精，以养肌肉，故主肉。"脾胃的运化功能出现问题，必致肌肉消瘦，软弱无力，甚至萎废不用，《素问·痿论》"治痿独取阳明"的理论根据即在于此。

四肢和躯干是人体之末，中医称"四末"需要脾胃运化的水谷精微营养，四肢营养的输送，全赖于清阳的升腾与宣发。故《素问·阴阳应象大论》云："清阳实四肢。"因此，脾气健运，则四肢营养充足，活动轻劲有力；若脾失健运，清阳不升，布散无力，则四肢营养不足，可见倦怠无力，甚或痿弱不用。《素问·太阴阳明论》云："四肢皆禀气于胃，而不得至经，必因于脾，乃得禀也，今脾病不能为胃行其津液，四肢不得禀水谷气。气日已衰，脉道不利，筋骨肌肉皆无气以生，故不用焉。"说明四肢运动与脾的运化功能相关，实际体现了前面所论述的人体内运动与外运动关系。

7. 在窍为口，其华在唇：口腔是消化道的最上端，饮食口味等与脾运化功能有密切联系，口味正常与否全赖于脾胃的运化功能，即脾的升清与胃的降浊是否正常，脾胃健运则口味正常，食欲增进。《灵枢·脉度》云："脾气通于口，脾和则口能知五谷矣。"若脾失健运，则出现口淡无味、口甜、口腻、口苦等异常感觉，从而影响食欲。口唇色泽与全身的气血是否充盈有关，由于脾为气血生化之源，所以口唇的色泽是否红润，不但是全身气血状况的反映，也是脾胃运化水谷精微功能状况的反映。《素问·五藏生成》云："脾之合肉也，其荣唇也。"

（五）肝的功能及与疾病的关系

肝，横膈之下，右肋之内。肝为魂之处、血之藏、筋之宗，五行属木，主动主升。《素问·灵兰秘典论》曰："肝者，将军之官，谋虑出焉。"《素问·六节藏象论》云："肝者，罢极之本，魂之居也。"主要生理功能是主疏泄和主藏血，肝开窍于目，主筋，其华在爪，在志为怒，在液为泪，肝与胆不仅是足厥阴肝经与足少阳胆经相互络属，肝胆之间也直接相连而为表里。

1. 主疏泄：疏即疏通，泄即发泄，升发。肝的疏泄功能反映了肝为刚脏、主升、主动的生理特点，是调畅全身气机，推动血和津液运行的一个重要环节，肝的疏泄功能主要表现以下三个方面。

（1）调畅气机：气机即气的升降出入运动，因肌体的脏腑经络器官等内运动，全依靠于气的升降出入运动。肝的生理特点是主升、主动，所以对气机的疏通畅达、升发起重要作用，因此，肝的疏泄功能对人体气机升降出入之间的平衡协调起着调节作用。疏泄功能正常，则气机调畅，气血和调，经络通利，脏腑各器官的内运动正常和调。反之可出现两个异常病理现象：一是肝的疏泄功能减退，肝失疏泄则气的升发显现不足，气机的疏畅条达就受到影响，出现阻碍，从而形成气机不畅，气机郁结的病理变化，出现胸闷、两乳或少腹等胀痛不适等病理现象。二是肝的升发太过，则气的升发过亢，气的下降不及，从而形成肝气上逆的病理变化，出现头目胀痛、面红目赤、易怒的病理现象，气升太过则血随气逆，而导致吐血、咯血等血从上溢等病理变化，甚则可以导致猝然昏厥不知人事，称为气厥。《素问·生气通天论》所云："阳气者，大怒则形气绝，而血菀于上，使人薄厥。"

（2）血的循行，津液的输布、代谢依靠真气升降出入的内运动，因此气机郁结，会导致血行障碍形成血瘀，或为癥积、肿块，在妇女可导致经行不畅、痛经、闭经等。气机的郁结也可导致津液的输布代谢障碍，产生痰阻、阴水等病理产物，或为痰阻脉络而成痰核，或为水停而成鼓胀，"食气入胃，散精于肝"即胃中食入之精散于肝，也就是现代医学认识到的肝储藏动物淀粉，调节蛋白质、脂肪和碳水化合物，分泌胆汁，促进新陈代谢、解毒、造血、凝血之功能。师父悟为：肝受散精，泌之余气为胆汁合于脾，化胃液利清气，化于肺和肺吸入之清气，三焦气化为宗气、营气、卫气。营气、营血归于心，此为人体造血的过程。

（3）促进脾胃的运化功能，脾胃的运化功能是否正常与肝的主升与疏泄功能密切相关。如肝的疏泄功能异常，不仅影响脾的升清，在上则眩晕，在下影响胃的降浊功能，出现呕逆嗳气、飧泄或为便秘。前者称肝气犯脾，后者称肝气犯胃，中医五行为"木旺乘土"。肝的疏泄有助脾胃的运化功能，主要体现在胆汁的分泌。胆与肝相连、相照，胆汁为肝之余气积聚而成，胆汁的分泌与排泄是肝主疏泄功能的产物，肝的疏泻正常，则胆汁正常的分泌和排泄有助于脾胃的运化、造血功能。肝气郁结，则可影响胆汁的分泌与排泄，而出现胁下胀满、疼痛、口苦、纳食不化，甚则黄疸等症，《素问·宝命全形论》云："土得木而达。"《血证论》云："木之性主于疏泄，食气入胃，全赖肝木之气以疏泄之，而水谷乃化，设肝之清阳不升，则不能疏泄水谷，渗泄中满之症，在所难免。"

（4）调畅情志：情志活动属于心主神明的生理功能，但与肝的疏泄有密切关联，因情志活动主要依赖于气血的正常运行，情志的异常会影响到气血的运行，那么肝的疏泄具有调整气血、气机的功能，肝的气机调畅，气血和调，情志豁达。《素问·举痛论》云："百病生于气也。"师父临床总结曰："风为百病之首，气为万病之源。"即风寒、风暑，风热、风湿、风邪均由风夹寒、暑、湿、火侵袭而发病，气、情志过及不畅皆生郁，郁涩之气能阻碍生命序信息与生命力信息的正常发挥，能滞有形气血为瘀，郁瘀日久，合寒为凝，合热为炎肿，有形器质病变生菌、生毒。肝的疏泄功能减退，则肝气郁结，心情易于抑郁，稍受刺激即抑郁难解；肝的升泄太过，阳气升腾亢上，则心情易于急躁，稍有刺激，易于发怒。反复或持久情志异常的影响下，肝的疏泄功能异常，会出现肝气郁结或升泄太过的病理变化。同时，男女的性生活，妇女的排卵、月经、痛经，男人的排精都与肝之疏泄有关。

2. 主藏血：是指肝有贮藏血液，调节血量的功能，肝内必须贮藏一定的血量，以制约肝的阳气升腾，勿使过亢，以维护肝的疏泄功能，使之冲合条达。另肝藏血有防出血的作用，如肝不藏血会出现肝血不足，阳气升泄太过的病变，而且还可导致出血，肝具有调节人体各部血量的功能，当人体运动或情绪激动时，肝把贮藏之血输布所需，人体情绪稳定、安静、休息时，参加完新陈代谢的余血又藏回于肝。《素问·

五藏生成》云："故人卧血归于肝。"王冰注释曰"肝藏血，心行之，人动则血运于诸经，人静则血归于肝藏"，所以人体各系统的生理活动，皆与肝有密切联系。如果肝藏血功能失常，会引起血虚或出血，如肝血不足不能濡养于目，则两目干涩昏花或为夜盲；若不能濡养于筋，则筋脉拘急，肢体麻木，屈伸不利。《素问·五藏生成》云："肝受血而能视，足受血而能步，掌受血而能握，指受血而能摄。"肝的贮藏血液与调节血量的功能，还体现于女子月经来潮，若肝血不足或肝不藏血时可出现月经量少，甚则闭经，或月经过多，甚则崩漏等。

肝的调节血量的功能与肝和藏主疏泄血功能有关。《血证论》曰："以肝属木，木气冲和条达，不致遏郁，则血脉得畅。"因此肝的血液调节依靠肝藏血与疏泄功能之间协调平衡才能完成，升泄太过或藏血功能减退，则可导致各种出血；疏泄不及，肝气郁结又可导致血瘀，出现一系列病变。

此外，中医藏象学、丹道学中还认为"肝藏魂"。魂乃神之变，是神所派生的。《灵枢·本神》云："随神往来者谓之魂。"《类经》注云："魂之为言，如梦寐恍惚，变幻游行之境皆是也。"《本神》云："肝藏血，血舍魂。"肝的藏血功能正常，则魂有所舍。若肝血不足，心血亏损则魂不守舍，可见惊骇多梦、卧寐不安、梦游、梦呓及出现幻觉等症。师父悟道，论述为：神为宇宙注入人体之负责掌管人体之信息体。魂为神所选之副手，神掌管与宇宙信息沟通，即心神掌管真阴真阳。魂受神之托掌管后天元阴元阳，心神通过经络运行真阴真阳广义之气血，肝魂通过血液运行元阴元阳，心神掌管阴中之阳气，肝魂掌管阳中之阴血，神为阳性归天，魂为阴性归地。心主神志，肝主情志，心神接受体外信息传导于肝魂，表现人的情志。

3. 在志为怒：怒是人们在情绪激动时的一种情志变化，属不良刺激，可使气血上逆，阳气升泄。《素问·举痛论》云："怒则气逆，甚则呕血飧泄，故气上矣。"如大怒，则势必造成肝的阳气升发太过，故又说，怒伤肝。相反，肝的阳气升泄太过，则稍有刺激，即易发怒。如《素问·脏气法时论》云："肝病者，两胁下痛引小腹，令人善怒。"《杂病源流犀烛》云："治怒为难，惟平肝可以治怒，此医家治怒之法也。"

4. 在液为泪：肝开窍于目，泪从目出，故《素问·宣明五气》云："肝为目。"泪有濡润眼睛保护眼睛的功能，在正常情况下泪不外溢，遇外界刺激，如眼睛入异物，泪液则大量分泌，排除异物，清洁眼睛，在病理情况下，可眼泪分泌异常。如肝的阴血不足时，两目干涩，如风火赤眼；如肝经湿热太重，可见目眵增多，迎风流泪等症；在极度悲伤情况下，泪液分泌大量增多。《灵枢·口问》云："悲哀忧愁则心动，心动则五藏六府皆摇，摇则宗脉感，宗脉感则泪道开，泪道感则涕泣出焉。"

5. 在体为筋，其华在爪：筋膜肌腱附着于骨而聚于关节，是联络关节肌肉的韧带。《素问·五藏生成》云："诸筋者皆属于节。"筋和肌肉的收缩弛张使肢体关节运动，屈伸，转侧。《灵枢·九针论》云："肝主筋。"《素问·痿论》云："肝主身之筋膜。"因筋膜靠肝血濡养，收缩弛张靠肝的指令。《素问·经脉别论》云："食气入胃，散精于肝，淫气于筋。"这里的气为能量信息。《素问·六节藏象论》云："肝为罢极之本。"就是说肢体运动能量，运动盛衰源于肝。《素问·上古天真论》云："丈夫，七八，肝气衰，筋不能动。"肝血不足，筋失所养，还可出现手足震颤，肢体麻木，屈伸不利，甚则瘈疭。《素问·至真要大论》曰："诸风掉眩，皆属于肝。"

爪，指甲、趾甲，为筋之延续，"爪为筋之余"。肝血盛衰，可影响甲的枯荣。《素问·五藏生成》云："肝之合筋也，其荣爪也。"肝血充足则爪甲坚韧明亮，红润光泽；若肝血不足，则爪甲软薄，枯而色夭，甚则变形脆裂。

6. 在窍为目：医称目为"精明"。《素问·脉要精微论》云："夫精明者，所以视万物，别白黑，审短长。"肝经上系于目，目的视力依靠肝血濡养，"肝开窍于目。"《素问·五藏生成》云："肝受血能视。"《灵枢·脉度》云："肝气通于目，肝和则目能辨五色矣。"但还应指出，五脏六腑之精气，皆上注于目，因此，五脏六腑都与目有内在联系，如《灵枢·大惑论》云："五脏六腑之精气，皆上注于目而为精，精之窠为眼，骨之精为瞳子，筋之精为黑眼，血之精为络，其窠气之精为白眼，肌肉之精为约束，裹撷筋骨血气之精而与脉并为系，上属于脑，后出于项中。"此即五轮学说的基础。

肝与目的关系相当密切，肝的功能正常与否往往可以从目上反映出来，如肝之阴血不足则两目干涩，视物不清或夜盲；肝经风热，则可见目赤痒痛；肝火上炎，则可见目赤生翳；肝阳上亢，则头目眩晕；肝风内动，则可见目斜上视等表现。

（六）肾的功能及与疾病的关系

《素问·灵兰秘典论》云："肾者，作强之官，伎巧出焉。"肾主人体元阳——人体生物电、生命力——能量信息物质。中医称命门之火在人体发挥着两大作用：一是生物信息——阴的载体，助心神生命序信息指控各五脏六腑与人体各系统完成各自的生理功能。二是承担着人体气化—电解作用，在元阳的指导下，向人体各器官各系统提供能量，即生命力。肾阴肾阳为先天之本，决定着一个人的身体素质强壮程度，抵抗力强弱。命门之火好比我国北方供暖的锅炉房，锅炉火的强弱，决定着暖气中水的温度与流速，也决定着房间的冷暖，同理肾阳的强弱决定着人体的冷暖。患者四肢厥冷，中医认为肾阳不足命门火衰就是此理。

中医五行学说，肾属水，藏元阴元阳，主骨、生髓，主一身之能量生命力信息。心属火，主血液，藏神，主人体信息指控——生命序信息，所以中医论述水火既济，人体神足体健，心肾不和，心肾失交人体会出现疾病状态。

丹道学（气功）中认识到，肾水，车入尾闾上行于督脉，从风池而入泥丸（脑），舌下金汁玉液而出，受心火熏炼下布于肺、脾等脏腑为用，精华部分，于玄牝之地——命门，化为元阴元阳重归于肾，所以修持丹道学者，祛病强身，神清气爽，延年益寿。

中医认识到，在先天元阴元阳的作用下，肾藏先天之精，为脏腑阴阳之本，生命之源，故称肾为"先天之本"，五行属水，主要功能为藏精，精气主生长发育、生殖、水液代谢，另主骨生髓，外荣于发，开窍于耳和二阴，在志为恐与惊，在液为唾，足少阴肾经与足太阳膀胱经相络属，故肾与膀胱相表里，与水液代谢有关。

先天精气，即父母之精气及生命信息与生命力是构成人体的基本物质，生命信息有序的排列人体器官与各系统，生命力气化合成人体器官与各系统，是人体生长发育的信息功能的物质基础。《素问·金匮真言论》曰："夫精者，生之本也。"先天之精秉受父母，与生俱来，后天之精，源于摄入的饮食物，通过脾胃运化功能提炼而成，水谷中受宇宙之阴阳之精气，完成人体生命活动所需，余者入肾封藏。《素问·上古天真论》说："肾者主水，受五藏六府之精而藏之。"先天之精与后天之精相互依存，相互为用，先天之本有赖于后天之精的不断充养，后天之精的化生又依赖先天之精的活力作用。

《素问·上古天真论》云："女子七岁，肾气盛，齿更发长；二七而天癸至，任脉通；太冲脉盛，月事以时下，故有子；三七肾气平均，故真牙生而长极；四七，筋骨坚，发长极，身体盛壮；五七，阳明脉衰，面始焦，发始堕；六七，三阳脉衰于上，面皆焦，发始白；七七，任脉虚，太冲脉衰少，天癸竭，地道不通，故形坏而无子也。丈夫八岁，肾气实，发长齿更；二八，肾气盛，天癸至，精气溢泻，阴阳合，故能有子；三八，肾气平均，筋骨劲强，故真牙生而长极；四八，筋骨隆盛，肌肉满壮；五八，肾气衰，发堕齿槁；六八，阳气衰竭于上，面焦，发鬓斑白；七八，肝气衰，筋不能动，天癸竭，精少，肾藏衰，形体皆极；八八，则齿发去。"

《素问·上古天真论》道出了人体生命序信息与生命力信息——肾中精气元阴元阳作用人体的自然规律，天癸信息物质的到来，使人体性腺生发，才有了雌雄激素的产生，进而才有了情感与生理要求。肾中精气，元阴元阳，是人体机能生命活动之本，对各系统器官都起决定性作用。肾中低层面之肾阴水液，起着对人体各脏腑器官滋养、濡润的作用。《素问·逆调论》称"肾者水脏，主津液"，依靠肾中精气的气化作用对津液的输布排泄起着调节作用。

在一般情况下，津液是由胃摄入，脾运化、传输，肺宣散和肃降，肾气蒸腾气化，以三焦为通道，输送周身、脏腑、器官、筋骨、皮肉，参与生命活动后，通过气化代谢化为汗液、尿液和气排出体外。《素问·水热穴论》云："肾者，胃之关也，关门不利，故聚水而从其类也，上下溢于皮肤，故为胕肿，胕肿者，聚水而生病也。"另如气不化水，又可小便清长，尿量大量增多。

1. 主纳气：纳，即固摄、受纳的意思。《类证治裁·喘症》云："肺为气之主，肾为气之根，肺主出气，肾主纳气，阴阳相交，呼吸乃和。"是说肺呼吸清气，是在生命序信息——阴、生命力——阳的作用下进行的，没有吸如何有呼？呼什么？《难经·四难》云："呼出心与肺，吸入肾与肝。"实际上是说明肺的呼吸要保持一定的深度，有赖肾的纳气作用。因此肾的纳气功能正常，则呼吸均匀和调。若肾的纳气功能减退，摄纳无权，呼吸就表浅，可出现动辄气喘、呼多吸少的病理现象，中医称"肾不纳气"。

2. 在志为恐：惊恐是人们对人与事物惧怕的精神状态，恐与惊相似。但惊为不自知，事出突然而受惊；恐为自知，俗称胆怯，惊恐对人体气机活动是一种不良刺激，惊恐伤肾。心藏神，神伤则心怯而恐，是因神（生命信息系统）由肾入而藏于心。《素问·举痛论》云："恐则气下，惊则气乱。"惊和恐的刺激对人体气机运行产生不良影响，"恐则气下"是说人在恐惧状态下，上焦气机闭塞不畅，气迫于下焦，则下焦胀满，甚则遗尿；"惊则气乱"是说人体生命信息受到一时的扰乱，出现心神不定，手足无措的表现。《素问·举痛论》云："惊则心无所倚，神无所归，虑无所定，故气乱矣。"气乱则无所固。

3. 在液为唾：唾为肾精所化，性稠厚，如吞而不吐，有滋养肾精的作用。若多唾或久唾则易耗损肾中精气，丹道学中的吞津意在以养肾中精气。《杂病源流犀烛·汗源流》云："唾为肾液，而肾为胃关，故肾家之唾为病，必见于胃也。"在体主骨生髓，其华在发，肾中精气是促进人体生长发育的决定性物质。骨骼的形成靠骨髓提供的营养所化生，骨髓是由肾中精气所化生，是生成人体最高级的营养物质，液乃周身津液——精也。所以骨髓可称人之精髓，不可或缺。髓又分骨髓、脊髓、脑髓，是人体秉天地之精气，化生之髓藏于骨，人体之精髓，髓液有两种作用，一乃营养骨髓、肌肉、人体各系统物质器官。二为精液，男性精子与女性卵子的载体精液，脑髓聚集髓成海即称髓海。肾中精气充盈，髓海得养，脑的发育就健全，脑神经乃得以充养，能发挥脑为"精明之府"的生理功能；反之，肾中精气不足，则脑髓失充，脑神经失养，反应木讷，神形迟呆，痴呆疾患之本因。《灵枢·海论》说："髓海有余，则轻劲多力，自过其度；髓海不足，则脑转耳鸣，胫酸眩冒，目无所见，懈怠安卧。"《素问·灵兰秘典论》云："肾者，作强之官，伎巧出焉。"道出肾中精气之奥秘。

4. 齿为骨之余：齿与骨同源，齿为肾中精气所养。《杂病源流犀烛·口齿唇舌病源流》云："齿者，肾之标，骨之本也。"牙齿的生长与脱落与肾中精气的盛衰密切相关，肾中精气充沛，则牙齿坚固而不易脱落；肾中精气不足，则牙齿易于早期松动或脱落，由于手足阳明经均进入齿中，因此，牙齿的某些病变，也与手足阳明经肠与胃的生理功能有相当密切的联系，胃火牙疼即属此类。

5. 其华在发：发的生长，全赖于精和血，肾藏精，故云"其华在发"，发的生长与脱落、润泽与枯槁，不仅依赖于肾中精气的充盈，而且亦有赖于血液的濡养，故称"发为血之余"。青壮年精血充盈，则发长而光泽，老年人精血虚衰，毛发变白而脱落，此属人体生长过程的正常规律，但临床中有未老先衰，头发枯萎，早脱早白者，与肾中精气不足、血虚有关。

6. 在窍为耳与二阴：耳是接收外界信息即听觉器官，听觉的灵敏与否与肾中精气的盈衰有关，肾中精气充盈，髓海充盈，听觉神经灵敏，则听觉灵敏，分辨力高。《灵枢·脉度》云："肾气通于耳，肾和则耳能闻五音矣。"反之如肾中精气虚衰，髓海失充，听觉神经失养，可见听觉减退，或见耳鸣，甚则耳聋，肾中湿热上蒸于耳，可见中耳炎症。老年听力减退，多因肾内肾气减退有关，故说肾开窍于耳。

二阴者，前阴（外生殖器），后阴（肛门），前阴为排泄与生殖的器官，后阴是排泄粪便的通道，尿液的排放虽是在膀胱，但必须依赖肾中精气的气化才能完成。尿频、尿失禁、尿少、尿闭都与肾的气化功能失常有关。粪便的排泄，虽是大肠的传化糟粕的功能，但实与肾的气化相关甚密，如肾阴不足时，可致肠液枯涸而便秘；肾阳虚时，则致气化无权而阳虚便秘或阳虚泄泻，肾的封藏失司时则可致久泄滑脱，由此可说肾开窍于二阴是也。

（七）命门的功能及与疾病的关系

命门——生命之门也，历代医学家多有不同论述，仁者见仁，智者见智。虽学说各异，但都有一个共同点，共同强调命门的重要性。

《素问·灵兰秘典论》云："主不明则十二官危。"《素问·刺禁论》云："七节之傍有一小心。"《灵枢·根结》云："命门者，目也。"上述

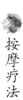

杨氏推拿

按摩疗法

论点引发后命门学说：一为右肾命门说，二为两肾命门说，三为两肾之间命门说，四为命门肾间动气说。

师父愿以自己多年的体悟、临床应用效果之卓见，结合现代观点试解《素问·灵兰秘典论》之谜，试论命门之所在与作用，以求弘扬中华之传统文化瑰宝。先贤赵氏把肾阳喻为"走马灯"，我另有一喻，以深入浅出，便于理解。我国北方冬季气候寒冷，便实行暖气供暖，以抵御寒冷。锅炉火势旺，锅内水温高，流速快，房间暖气片散热量大，房间温度则高；反之炉火势微，炉内水温低，流速慢，暖气片散温差，房间温度变低；如果炉火熄灭，锅炉内水温下降，水也停止流动，暖气片冰凉，房间当然寒冷如初。

我把肾阳比作火，肾阴比作水液（包括血液），命门比作人体"锅炉"。说到此，聪明的读者大概能悟出点道理吧。《内经》云："阴阳离决，精神乃亡。"命门不动气，阴阳离决，当然生命就结束了。命门如锅炉房，命门位于脊柱第二腰椎棘突下，人体元阴元阳之居所，太极（人之精气、精髓）气动，化生人体器官，出生后，命门气化，人体生长、消耗，储藏人之所需，如懂得开发、保护命门之功能，则能祛病强身，开慧益智，延年益寿，返老还童。

（八）胆的功能及与疾病的关系

胆居六腑之首，又属奇恒之腑，《素问·灵兰秘典论》云："胆者，中正之官，决断出焉。"胆与肝相连，附于肝短叶间，经络相互络属，互为表里。《灵枢·本输》曰："胆者，中精之府。"内藏中精液，即胆汁，胆汁味苦色黄绿，由肝之余气化生，汇集于胆，泄入胃与小肠，一部分以脾的升清于肺气化为营血，另一部分入小肠参与电解、分解、分泌、消化饮食物之精微，通过三焦进一步气化进入五脏六腑供各系统所用，维护人体正常生理活动。《东医宝鉴》云："肝之余气，泄于胆，聚而成精。"《素问·宝命全形论》云："土得木而达。"

胆汁的化生和排泄，由肝的疏泄功能控制调节，若肝的疏泄功能正常，则胆汁排泄畅达，脾胃运化功能也正常；反之，肝失疏泄，胆汁排泄不利，影响脾胃运化功能而出现胁下胀满疼痛、食欲减退、腹胀、便溏等症。若胆汁上逆，则可见口苦、呕吐黄绿苦水，胆汁外溢则可出现黄疸。

　　胆的生理功能是贮存和排泄胆汁，胆汁直接助肝造血与饮食物的消化，但藏精汁，与胃肠不同，故称奇恒之腑。

（九）胃的功能及与疾病的关系

　　《素问·灵兰秘典论》云："脾胃者，仓廪之官，五味出焉。"胃又称胃脘，分上、中、下三部。胃的上部与贲门称上脘，中部称中脘，胃的下部包括幽门称为下脘，胃以降为和，主要功能是受纳与腐熟水谷。胃也称"太仓""水谷之海"，机体的生理活动，和气血、津液的化生，都靠饮食物中之营养，《灵枢·玉版》云："人之所受气者，谷也；谷之所注者，胃也，胃者，水谷气血之海也。"胃的受纳与腐熟水谷的功能，必须和脾的运化，肝的主升、疏泄与散精功能配合，才使水谷化为精微，以化生气血津液，供养全身，维持生命信息与生命力的活动。《素问·平人气象论》曰："人以水谷为本。"《素问·玉机真藏论》曰："五脏者，皆禀气于胃，胃者五藏之本也。"胃气的盛衰关系到人体生命的生死存亡与健康，李东垣《脾胃论·脾胃虚实传变论》云："元气之充足，皆由脾胃之气无所伤，而后能滋养元气。若胃气之本弱，饮食自倍，则脾胃之气即伤，而元气亦不能充，而诸病之所由生也。"《景岳全书·杂证谟·脾胃》云："凡欲察病者，必须先察胃气；凡欲治病者，必须常顾胃气，胃气无损诸可无虑。"

　　胃主通降，以降为和，饮食物入胃经腐熟后下行小肠，进一步消化吸收和气化，脾升胃降为和，降还包括小肠食物残渣下输大肠及大肠传化糟粕之功能。

　　胃的通降，降浊是受纳的前提条件，所以胃失通降不仅会影响食欲，而且因浊气在上而发生口臭、脘腹胀满或疼痛以及大便秘结等症状。《素问·阴阳应象大论》云"浊气在上，则生䐜胀"，进而形成胃气上逆，则可出现嗳气、酸腐恶心、呕吐、呃逆等。

（十）小肠的功能及与疾病的关系

　　小肠，《素问·灵兰秘典论》云："小肠者，受盛之官，化物出焉。"小肠是一个相当长的管道器官，位于腹中，上口与幽门处胃之下口相连，其下口于阑门处与大肠相接，小肠与心经络相络属，故与心相表里，小肠的主要生理功能是受盛化物和泌别清浊。

受盛为接受，化物具有变化、气化、消化的功能，受盛体现在两个方面：一是说明小肠是接受经胃初步腐熟气化后食物的盛器，二是经胃初步消化的饮食物，在小肠内有相当长时间的停留，以利于在心神信息指令下完成进一步的气化，消化吸收化生，化为精微。精：后天元阴元阳；微：微量营养物质。《素问·灵兰秘典论》云："小肠者，受盛之官，化物出焉。"

泌别清浊即分泌与分别之意，泌别清浊表现在以下三方面：

1. 将经过小肠消化后的饮食物，别为水谷精微与食物残渣。

2. 吸收水谷精微，把残渣输入大肠。

3. 小肠吸收水谷精微同时还吸收大量水液，气化蒸腾，化为尿液。张介宾在注解《素问·灵兰秘典论》云："小肠居胃之下，受盛胃中水谷清浊，水液由此而渗入前，糟粕由此而归于后，脾气化而上升，小肠气化而下降，故曰化物出焉。"小肠功能正常，则二便正常，如小肠泌别清浊功能异常，则大便稀薄，小便减少，因小肠内的水液与尿量有关，"利小便实大便"即依此理。

由上可见，小肠受盛化物和泌别清浊的功能在水谷化为精微的过程中是十分重要的。是脾胃升清降浊功能作用的延续，所以小肠功能失调，可引起浊气在上的腹胀、腹痛、呕吐、便秘，又可引起清气在下的便溏、泄泻等症状。

（十一）大肠的功能及与疾病的关系

《素问·灵兰秘典论》云："大肠者，传道之官，变化出焉。"居腹中，与肺有经络相络属，相互表里，主要生理功能是传化糟粕，大肠接受经小肠泌别清浊后所盛下的食物残渣经肛门排出体外。《素问·灵兰秘典论》曰："大肠者，传导之官，变化出焉。"大肠因与肺相表里，大肠传导功能异常会导致肺出现病变，如大肠经有火，出现便秘，传于肺经，咽喉肿痛，施以降大肠经火之法，咽喉愈矣。《内经》云："阴阳者，天地之道也，万物之纲纪，变化之父母，生杀之本始，神明之府也，治病必求于本。"肾为元阴元阳所主变化，所以大肠之"变化出焉"，就是从饮食物出胃到大肠膀胱排出大便与小便的人体变化，乃肾之功能所为的"右肾主二便"之说。

（十二）膀胱的功能及与疾病的关系

《素问·灵兰秘典论》云："膀胱者，州都之官，津液藏焉，气化则能出矣。"膀胱位于小腹中央，为贮尿器官，膀胱和肾直接相连，有经络相络属，相为表里，主要生理功能为贮尿、排尿。

尿液为津液所化，在肾的气化作用下生成，下输于膀胱，潴留一定时间后自主排出体外。膀胱的贮尿和排尿功能，全赖于肾的气化功能，所谓的膀胱气化实隶属于肾的蒸腾气化，病变表现为尿频、尿急、尿痛、尿血或是小便不利，尿有余沥，甚至尿闭或遗尿、尿失禁。《素问·宣明五气》云："膀胱不利为癃，不约为遗溺，膀胱的病变多与肾的气化功能有关。"

（十三）三焦的功能及与疾病的关系

《素问·灵兰秘典论》云："三焦者，决渎之官，水道出焉。"又分上、中、下三焦，六腑之一，《难经·二十五难·二十难》中云："有名而无形。"目前，部分学者认为三焦是分布于胸腹腔的一个大腑，外译为"孤腑"。张介宾《类经·藏象类》中云："藏府之外，躯体之内，包罗诸藏，一腔之大府也。"三焦的生理功能，一是通行元气，二是水液之通道。

主持诸气，主司全身的气机与气化，即全身的能量生命力信息与生命序信息的协调作用，三焦是气机螺旋升降出入的通道，又是气化的场所。元气是人最根本的气，元气根于肾，通过三焦而充沛于全身，《难经·三十一难》云："三焦者，气之所络使也。"《难经·三十八难》云："有原气之别焉，主持诸气。"《难经·三十六难》云："三焦者，原气之别使也，主通行诸气，经历五藏六府。"这些论述充分说明了三焦螺旋升降出入的通道，人体的气是通过三焦而输布到五脏六腑的，充沛于全身。《中藏经·论三焦虚实寒热生死顺逆脉证之法》云："总领五藏六府，营卫经络，内外左右，上下之气也；三焦通则内、外、上、下、左、右皆通也，其于周身灌溉，和内调外，荣左养右，导上宣下，莫大于此者也。"《素问·灵兰秘典论》云："三焦者，决渎之官，水道出焉。"决渎，疏通水道，也就是说，三焦有疏通水道运调水液之作用，不但是气而且也是水液的升降出入通道。决，疏通。渎，沟渠。全身的水液，是由肺、脾、肝、胆、胃、大肠、小肠、膀胱、肾等通调完成的，但必须以三焦为通道，如果三焦水道不够通利则上述脏腑的功能也会出现不正常。

三焦气化与疏通水液是相互关联的，气是津液、血液运行的动力，津液、血液又是气的载体。

上焦、中焦、下焦的部位划分与各自的生理作用。

1. 上焦：《灵枢·营卫生会》云："上焦出入胃之上口，并咽而上，贯膈而布胸中。"是指横膈以上的胸部，包括心、肺两脏和头面部，称作上焦。

2. 中焦：《灵枢·营卫生会》中指的胃"从胃之上口（贲门）至胃之下的（幽门）"。是指膈以下、脐以上的部位。中焦的生理特点，实际是脾和胃运化功能"泌糟粕，蒸津液"升降之枢，气血生化之源，《灵枢·营卫生会》云："中焦如沤。"《温病条辨》云："治中焦如衡，非平不安。"

温病学家基于临床辨证把肝归属下焦，师父认为不妥，不能因病应于下焦而归于下焦，如肝病，临床也常应于上焦，总不能把肝也列为上焦吧？

3. 下焦：下焦的部位，《灵枢·营卫生命》云"下焦如渎"，即胃以下的脏如大肠、小肠、肾、膀胱。《温病条辨》云："治下焦如权，非重不沉。"即通、泄之意也。

师父悟道，人躯体之内均为三焦以进行生命之气化与水液、血液之输布新陈代谢，只不过是上焦宗气、中焦食气、下焦元气为中心，因三气是由多脏腑参与，不能截然分开，上焦宗气乃清气与食气化而成，宗气又化为营气注于心，卫气行于体表，精气肃降于肾以养元，中焦之食气，在肝脾的参与下气化后升降，升至上焦合为宗气，形成营、卫、精，降下水谷糟粕，下焦之元气统下焦诸脏完成清浊泌别，排除糟粕，没有元气的参加不可能有通降，另外泌清把宗气、食气所降精华气化为髓贮存，髓，精髓，诸精之髓，髓为精、气、神所化，乃精、气、神的载体，乃体内高级营养液，上营于脑，下营于脏腑，外营于皮毛，内营于筋骨。人之精液，不可多泄，久泄多泄，上完于脑，中裹脏腑，外槁皮毛，内疏筋骨。

（十四）奇恒之腑

包括脑、髓、骨、脉、胆、女子胞6个脏器，它们在形态上多以中空而与腑相似，具有类似五脏贮藏精气的作用，即似脏非脏。《素问·五藏别论》云："脑、髓、骨、脉、胆、女子胞，此六者，地气之所生也，皆藏于阴而象于地，故藏而不泻，名曰奇恒之府。"除胆外其余没有表里配合也没有五行配属。

1. 脑的功能及与疾病的关系：居颅内，由髓汇聚而成。《素问·五藏生成》曰："诸髓者，皆属于脑。"《灵枢·海论》："脑为髓之海。"《素问·脉要精微论》曰："头者，精明之府。"《灵枢·大惑论》云："五藏六府之精气，皆上注于目而为之精，精之窠为眼，骨之精为瞳子，筋之精为黑眼，血之精为络，其窠气之精为白眼，肌肉之精为约束，裹撷筋、骨、血、气、精而与脉并为系，上属于脑，后出于项中。"《灵枢·大惑论》还把视觉的变化与脑联系起来，"故邪中其项，因逢其身之虚，其入深，则随眼入于脑，脑转则引目急，目急则目眩以转矣"。《灵枢·口问》云："髓海不足则脑转耳鸣，胫眩酸冒，目无所见，懈怠安卧。"《灵枢·口问》曰："上气不足，脑为之不满，耳为之苦鸣，头为之苦倾，目为之眩。"李时珍曰："脑为元神之府。"清代汪昂《本草备要》："人之记性，皆在脑中。"王清任在《医林改错》中云："灵机记性在脑者，因饮食生气血，长肌肉，精汁之清者，化而为髓，由脊骨上行入脑，名曰脑髓，小儿两岁脑渐生，舌能言一二字。"

《素问·灵兰秘典论》曰："主不明则十二官危。"心为大主，包括脑，心领神会，真阴真阳之人体DNA即生命序信息与生命力信息神藏于心，指控人体有序生长与各脏腑功能的分工与发挥，魂藏于肝与神俱来，所派生的人之元阴元阳即元神藏于肝肾。《素问·灵兰秘典论》曰："肝者，将军之官，谋虑出焉。"《素问·六节藏象论》云："肝者，罢极之本，魂之居也。"肝调畅情志，肝为魂，为将军之官，谋虑出焉，调情志，主升主动，居于脑，肾化精髓通于脑，为元阴元阳元神，先天元神，藏于心，主神志，后天之神藏于肝，主情志，何也？因肝开窍于目，肾开窍于耳，司情志，所有喜、怒、忧、思、悲、恐、惊，由耳目而生，所以神志病与肝肾有密切联系。即神魂为之大主，神魂不明，情志生邪，淫于神志，而十二官危矣。纵观临床百病，除不内外因所致疾病外，其余所有因内因与外因所致疾病，深究起来，哪种病与情志无关？这就是"气为万病之源"所在耳。

2. **女子胞的功能及与疾病的关系**：女子胞，又称胞宫，即子宫，位于小腹、膀胱之后，乃发生月经孕育胎儿之所，月经来潮与孕育胎儿是个复杂的过程，有如下三个方面：

（1）天癸的作用：天癸是肾中精气充盈到一定程度后的产物，是促进性腺发育产生雌激素而至成熟的生理过程，在天癸的促发下女子生殖器才能发育成熟，月经来潮。《素问·上古天真论》云："二七而天癸至，任脉通，太冲脉盛，月事以时下，故有子……七七，任脉虚，太冲脉衰少，天癸竭，地道不通，故形坏而无子也。"天癸与任冲二脉的生理效应有关。

（2）冲任二脉的作用：二脉同起于胞中，冲脉与肾经并行，与阳明脉相通，调节十二经的气血，有"冲为血海"之称，任脉主胎，在小腹与足三阴经相合，有"阴脉之海"之称，有人认为"十二经脉气血充盈，溢入冲任二脉，经任冲调节注入胞宫，而发生月经"。

（3）心、肝、脾、肺、肾的作用：心主血藏神；肝造血藏魂；脾化生后天气血，主运化，藏意；肺主气，藏魄；肾藏精主水，藏志。

月经的来潮与肝脾有密切的联系，若肝藏血、脾统血功能减退，可引起月经过多，周期缩短，经期延长，甚至崩漏；若脾的生化气血功能减退，可导致月经经量不足，量少，周期延长，甚至闭经；若因情志所伤，损伤心神或影响肝的疏泄功能也会导致月经失调的病理现象而影响受孕。所以，从脏腑经络生理功能考虑月经与心肝肾冲任的功能发挥与精神状态有关。

五、中医推拿按摩诊断

推拿按摩疗法的适应范围广，涉及伤、外、神经、皮肤、内、妇、儿科各种疾病，临床上在检查和治疗过程中强调以中医基础理论为指导，结合参考现代医学的基本理论，通过六诊合参全面了解患者的身体情况和局部症状。运用八纲辨证、气血津液辨证、卫气营血辨证、六经辨证等方面的知识，对疾病进行综合分析，得出正确诊断，并在此基础上辨证和辨病相结合，以辨证求因、治病求本的原则为指导，选择相应的治疗部位和手法进行治疗。

按摩六诊为：望、闻、问、切、摸、量。闻、问、切诊法在本书中不做详细论述，下面重点论述望、摸、量三诊。

（一）望诊

1. 望神色：通过患者的神情，判断是新鲜性还是陈旧性伤病，判断患者的伤势轻重程度与伤病的部位。

2. 望体征：健康人保持正常的解剖位置，体形正常，有伤病的患者体征有变，通过望诊判断出伤病的局部位置。

3. 望周部：通过对患者局部的手法检查和血线反映，检查关节功能活动范围及解剖位置是否异常。

4. 望肤色肿胀：通过局部肤色不同反映，判断肿胀程度及病情。

（二）摸诊

摸诊也称触诊，顾名思义是通过对患者的触摸检查诊断病性。摸诊在按摩疗法中最为重要。《医宗金鉴》曰："一旦临证，机触于外，巧生于内，手随心转，法从手出。"这句话既是对临床触诊诊断、治疗的经典论述与对其科学性、实用性的首肯，同时又对中医推拿按摩师确立了相当高的标准与要求。从事中医推拿按摩只做到四个字，就是"手感"与"手法"。手感指触诊诊断，正确的治疗手法来源于正确的触诊，反之，正确的触诊决定正确手法，也就是"机触于外，巧生于内"，通过手感来诊出不同患者、不同部位的病灶。正确手法决定治疗效果，也就是"手随心转，法从手出"，用有针对性的手法，产生消除病灶的疗效，但这四个字"手感""手法"需要有相当艰苦的付出，更要有极高的悟性，即灵性（是爱心、耐心、细心、狠心的结晶）。

触诊的部位不同，又分为胸腹部诊断与经络诊断两种方法。

1. 胸腹部诊断： 早在张仲景《伤寒杂病论》一书中就有明确的记

载，而在师父祖上更有独特的发展。师父祖上杨丕明曾讲："胸腹为有生之本，五藏六府之藏府，百病根于此，诊病必候其胸腹。"胸腹，是人体生命活动能源之所在，病必根于此，诊病必候其胸腹也。在推拿按摩临床实践中，内脏、四肢、皮肤、眼、耳、鼻、咽喉等处发生病变，腹部大都有异常表现，这就为疾病的诊断和腹部推拿按摩手法的选择应用提供了充足的依据，以便确定正确治疗手法与治疗方案，成为脏腑经络推拿按摩不可缺少的一种诊断方法。

胸腹诊是用手触及腹部，在腹部的浅层或深层可发现点状、块状、条状病灶，板滞，疼痛点等反应，借以判断疾病的虚实、气滞的部位和程度；病块、病条的分布和走向等为疾病的诊断和腹部推拿按摩手法的运用提供依据。概括起来说就是发现病灶，诊出病因，确定推拿按摩手法，达到《医宗金鉴》所说的"一旦临证，机触于外，巧生于内，手随心转，法从手出"。

（1）胸腹部诊断的方法与临床意义：患者仰卧，两腿伸直，两臂顺沿两肋伸展或在胸前交叉，解开衣带，露出腹部，全身放松，重点胸腹肌放松，按摩医师位于患者右侧，凝神静气，沉臂坠肘，全身放松，神注指端，排除外界干扰，用整个右手的指腹或手掌，从胸部开始，先按胸部、肋间，以候心肺之疾，随即很轻柔地向下再按整个腹部，先按上腹和肝、脾区，以候有无胀满和癥瘕，再按任脉脐上、脐部小腹，再按小腹以候肾气强弱和癥瘕等，以便观察其是否膨满、软硬、疼痛、动悸、病块等。腹诊时手法宜柔、徐、缓，要由浅入深，由轻到重地诊查。为了探寻疾病的位置，亦可用大指指腹或轻或重地按于各重要部位，进行仔细触诊。它是通过手感来诊断病灶与其转归的一种方法，要求术者做到"机触于外，法生于内"。

（2）胸腹诊的脏腑定位：根据祖上经验与师父的临床经验，五脏的诊断部位是：心在心下部剑突下鸠尾穴区，脾在脐上方之上腹部，肝在脐左外方之侧腹部；肺在脐右外方之侧腹部，肾在下腹部，心包在心之上部。六腑的诊断部位是：胃是以中脘穴为中心而在脾之上部，胆是以日月穴为中心而在左右之季肋部，大肠在左右天枢穴之下方左中腹，小肠在右天枢之下方右中腹，三焦是以石门穴为中心而在脐下部，膀胱是以中极穴为中心而在下腹部。

（3）腹部病证：①腹部左边板滞者，气滞于左；右边板滞者，气滞于右。②剑突下胃脘部硬满或压按疼痛者，常见于胃病、消化不良。伤寒大结胸证从心下至小腹硬满而疼不可近；小结胸证在心下（胃脘部），按之而痛。③左季肋下有结节或索状病块，常见于梅核气、神经衰弱。④右季肋下有结节或条索样病块，常见于血压病、半身不遂等。⑤季肋下硬满或上腹有条索样病块，常见于哮喘等。⑥脐上部如见到腹白线增宽变粗、结块、索条状物等，常见于慢性腹泻、顽固性腹泻或脾胃病，如消化不良、胃下垂等。脐以下一寸阴交穴部位触及结块或条索状物者或指压疼痛明显者，大多见于妇女病，如功能性子宫出血、痛经、赤白带下等生殖系统疾病或泌尿系统疾病，疾病的性质多属于虚证。《厘正按摩要术》云："脐之上下任脉见者，胀大如鼓，为脾虚，此脉见于平人者则发病，见于病人者难治。劳伤阴虚火动之证，多有此候，有郁气者，亦常有之，不为害。"日本学者龙野一雄氏，亦认为腹部正中腹白线的幅度增宽是虚证的表现。脐右下角一至二寸处，指压痛明显者，常见于腰腿疼、慢性阑尾炎、赤白带下、疝气等。⑦小腹硬满常见于蓄血证或蓄水证，如《伤寒论》云："小腹硬，小便不利者，为无血也；小便自利，其人如狂者，血证谛也！"以小便利与不利，如狂与否，分辨血证与水证。

（4）腹部的实证和虚证：腹壁全部不软不硬，触之柔软者，是健康状态。腹部凹陷、空虚、软弱无力为虚，腹部膨满、充实，按之有力或疼痛为实。喜按为虚，拒按为实。他觉不能证明下腹膨满而自觉膨满者，乃瘀血之证。腹部有振水音多属虚证。

腹诊是中国传统医学中一种诊断疾病的独特方法，究其根源为切诊的一种，但也有部分内容包括在望诊、问诊、闻诊之内，它在临床中多应用于慢性疾患及部分急性病症的诊断，在传统推拿按摩临证中起着相当重要的作用。

方法：首先，以单手掌循序触按全腹，力分浮、中、沉三步，一方面综观全腹形势，对病症有一总体印象；另一方面，起到按摩全腹，放松腹部肌肉，消除患者自我保护意识，为下步局部探察创造有利条件，具体顺序如下：①两侧面季肋手掌及四指沿肋骨下缘由任脉开始，徐徐向两侧外、下方抚按，借以得知腹壁抵抗力的强弱、肌肉有无病态之虚软或紧张，以了解肝胆经脉气血盛衰的总势。②上腹部以手掌按于鸠尾至中脘的左右区域，应注意有无振水声，腹壁有无紧张，有无积聚硬块，其深浅、大小、形态，以候中焦脾胃之气。③中腹部手掌触按于以脐为中心的腹部区域，触知其肌肉紧张或弛缓的程度，有无硬块及异常反应点，以及反应点的大小、性质、深浅、疼痛程度，有无寒气上冲，脐下有无动气，以候肠胃之气。④下腹部以手掌及四指触按于以"关元"为中心至耻骨联合上的腹部区域，探察有无隆起，有无肿块及反应点，以候肾及命门之气，明确寒热。第二步，以单手或双手四指重叠，沿任脉由上而下，重点探察上脘、中脘、脐中及关元穴部位，寻找局部反应点，明确反应点的性质。

正常腹部宜为软硬适度，浮中沉三部应手和缓，立手有弹性，且腹脐饱满，沉取力抚按脐之上下时，应感搏动应手，和缓有力，为肾气充实的表现。因人禀赋强弱、年龄、性别、居住环境以及四时季节之不同，正常腹部的表现略有差异，如年龄较小腹部应柔软，中年应微硬，老年应松软；重体力劳动者及运动员则较从事脑力劳动者为硬；女性腹壁较男性为软，经产妇腹壁应较未生育妇女为软；体胖者腹壁应丰满而微软，体瘦者腹壁应较下陷而微硬；春夏季腹壁较软，秋冬季腹壁较硬；晨起时左下腹出现硬块，触之不痛，为肠中待排之粪块。

反应点的种类：①团块状多属气血、寒湿、痰浊积聚于局部而形成，轻取可得，中按则软。如上脘部之团块，中取片刻后可闻腹中水声漉漉，为水饮积聚、气滞不行所致。关元穴处的反应点呈团块状，中取即得，久按则软，并有搏动应手的感觉，为气血痰浊凝滞之候。②条索状多属积聚日久或寒邪直中，如在经筋循行部位，弦紧如绳，多为病势急焦之候，脐下动气浮取即得，重按细弱，伴盗汗、手足心热、男子遗精早泄，为真阴不足，相火妄动之候。③冲脉为奇经八脉之一。冲，有要冲的意思，冲脉上至于头，下至于足，贯穿全身，成为气血之要冲，能调节十二经气血，故有"十二经脉之海"及"血海"之称。如在其腹部夹脐上行路线处及动气，患者出现逆气上冲等症状，则为气血逆乱，脏腑经络气血运行不畅，如《素问·举痛论》中记载：黄帝曰："愿闻人之五藏卒痛，何气使然？或动气应手者奈何？岐伯对曰：寒气客于冲脉，冲脉起于关元，随腹直上，寒气客则脉不通，脉不通则气因之，故喘动应手矣。"王叔和亦有"冲脉，腹有寒气也"的认识。

在推拿按摩临证过程中，运用"运冲门法"时，患者自觉热气由足底沿大腿内侧，上冲于腹部，为气血冲和，寒却脉通，技法施用得当的表现。

2. 经络诊断：外邪侵犯人体时，病邪会沿着皮肤、经络自外而内，由表及里的传变。如《素问·调经论》说："风雨之伤人也，先客于皮肤，传入于孙脉，孙脉满则传入于络脉，络脉满则输于大经脉。"《素问·皮部论》曰："百病始生也，必先于皮毛，邪中之则腠理开，开则入客于络脉，留而不去，传入于经，留而不去，传入于府。"同样，内脏发生病变后，可以通过经络反映到体表上来，如《灵枢·邪客》就说："肺心有邪，其气留于两肘；肝有邪，其气流于两腋；脾有邪，其气留于髀；肾有邪，其气留于两腘。"无论外感、内伤，只要机体受到病邪危害发生病变，都会在经络所通过的有关体表部上表现出来，有的是异常变化，有的是出现阳性反应物，如形态变化，皮肤下面出现结节、硬块、索条状物、皮肤硬滞、出现色素沉着以及出现皮疹等；或出现感觉异常，疼痛，沉重压迫感，麻木不仁，或按压有特殊的疼痛、酸胀感等，如肺病会出现中府穴压痛或肺俞摸到结节。这种体表反应的异常现象，不仅可以作为诊断疾病的重要依据，同时还可以作为推拿按摩治疗的重点区域。通过推拿按摩临床实践观察到，人体的这些阳性反应，随着病情的轻重、好转、痊愈而相应地减少、增多、消失。它说明经络、经穴和脏腑之间的联系是有一定规律的，更因经络气血是行于体表、络于脏腑的，有诸内必形于外。这一规律在推拿按摩的诊断和治疗中应该予以足够的重视，要认识到由十二经络所派生出的十二经筋、十二皮部的部位，这在杨氏脏腑经络推拿按摩中都是十分重要的。

（1）十二经脉病候

手太阴肺经：咳嗽、哮喘、咯血、寒热、自汗、盗汗、咽喉肿痛、胸部胀满、缺盆中痛，臂前痛，其疼痛也表现在本经所循行的部位，本经在临床上多用于治疗喉、胸、肺部的病变。

手阳明大肠经：齿痛、咽喉肿痛、泄泻、痢疾、发热、颈部肩前肩后部作痛，手大指次指痛。本经在临床上主要用来治疗头、项、眼、耳、喉等部位发生的病变。

足阳明胃经：发热以身前为甚，发狂，谵语，齿痛，喉痹，口眼歪斜，消中善饥，胸腹部、下肢外侧面皆痛，足中趾不用。本经在临床上多用来治疗头部、面部、鼻部、口齿咽喉等处的病患以及治疗脑部和肠胃疾患等。

足太阳脾经：肿胀、痞满、黄疸、痰饮、吐泻、霍乱、胃痛、重困、嗜卧、四肢不举、股膝内侧肿痛、足大指不用。本经在临床上以治疗肠胃疾患为主，对妇科病如崩漏、月经不调等也有治疗作用。

手太阴心经：心痛、心悸、失眠、盗汗、咽痛、口渴、臂内侧痛、手心灼痛，本经主要用来治疗心脏胸部及神志方面所发生的病变。

手太阳小肠经：耳聋、颊肿、咽喉痛、口糜、小肠气痛。颈、肩、肘、臂外侧后缘等处疼痛，本经以治疗耳、眼、头、项、喉等部位的疾病为主。

足太阳膀胱经：小便不利、遗尿、癫狂、目痛、头痛、鼻塞流涕、发热恶寒。项、背、腰、尻、踹（腓肠肌）、脚部等处的疾患，以及膀胱、三焦、肾脏的病变。

足少阴肾经：遗精，阳痿，尿频，遗尿，月经不调，气喘，口燥舌干，咽喉肿痛，水肿，腰痛，大便秘结，头眩头痛，心烦失眠及脊、股内侧后缘痛，本经主要用来治疗肾脏的疾患。

手厥阴心包经：心悸、心烦、心痛、胸满、癫狂、上肢拘急、腋下肿、嬉笑不休、掌中热等，本经主要用以治疗胸、心脏、神志所发生的病变。

手少阳三焦经：耳鸣，耳聋，咽喉肿痛，目外眦痛，腹胀，水肿，小便不利，耳后、肩、臑、肘臂外皆痛，小指、次指不用，本经主要用以治疗头、耳、心、胸及神志等方面所发生的病变。

足少阳胆经：胸肋痛，缺盆中痛，腋下中痛，头痛，目外眦痛，耳鸣，耳聋，瘰疬，胸、肋、股及下肢外侧痛，足小趾、次指痛不用，本经可用来治疗头、目、耳鼻、胸肋等部位及肝胆两脏所发生的病变。

足厥阴肝经：腰痛、肋痛、小腹痛、囊缩、疝气、头痛、目赤、多怒、筋挛、遗尿等，本经可用来治疗目、胸、肋、前阴等部所发生的病变。

（2）奇经八脉病候

督脉：腰背强痛，不得俯仰，大人癫病，小儿痫病，头痛、头重。

《素问·骨空论》云："督脉为病,脊强反折""此生病,从小腹上冲心而痛,不得前后,为冲疝,其女子不孕,癃、痔、遗溺、嗌干。"

任脉:带下、月经不调、疝气、癥瘕积聚、小腹痛、遗尿、尿闭。

冲脉:逆气而里急。李东垣云:"凡逆气上冲,或兼里急,或作燥热,皆冲脉逆也。"

带脉:腹部胀满、腹痛、腰部沉痛、月经不调、赤白带下。

阳跷脉:痫症,不眠,下肢外侧拘急、内侧弛缓。

阴跷脉:多眠,下肢内侧拘急、外侧弛缓。

阴维脉:心痛,如《难经·二十难》说:"阳维为病苦寒热,阴维为病苦心痛。"又说:"阴阳不能自相维,则怅然失志,溶溶不能自收持。"

(三)量诊

量诊即度量、比量,多用于伤科病的诊断。量诊关节的正常活动范围、患侧与健侧正常解剖位置的对比等,用于诊断出伤科病症的病情,确定治疗复位手法。如:

(1)肩关节脱位,患侧明显长于健侧,形成方肩。

(2)肘关节屈肘90°,三髁尖成等腰三角形,伸直,三髁尖成一条直线是正常关节,否则为患肢。

(3)颈椎、腰椎血线反映,诊察颈椎、腰椎扭伤病变的位置与程度。

(4)双侧腰肌的高度不同,诊察腰肌的扭伤。

(5)双腿长度与旋位不同,量比诊察,患腿髋、股关节脱位位置不同。

第四章 中医推拿按摩师级别划分

近年来从事中医推拿按摩职业的人愈来愈多，一是中医院校设置了针推专业，培养了这方面人才；二是随着中医推拿按摩知识的普及，中医推拿按摩疗法的特色与疗效吸引了大批的爱好者。近年，因不同原因出现大批的青壮年下岗职工，想通过学习掌握中医推拿按摩技法，作为一种为人民服务、修筑功德或一种谋生手段。针对市场需求，一些仁人志士或单位相继举办不同规格的推拿按摩师培训班，并根据课程的不同，收费的高低不同，分为初级班、中级班、高级班，发给不同级别证书。但因为中医院校与培训班的师资水平与教材内容等问题，培养出的学员水平参差不齐、良莠不等。那么要想达到调整人体的精、气、神，疏通经络气血，化解病灶，临床取得理想的医疗效果，就需要中医推拿按摩师精通中医深奥的完整的理论知识，具备较强的医疗内功和丰富的临床经验。只有具备这些才能达到真正治病之目的，才能称得上是合格的中医推拿按摩师，否则就是对中医按摩推拿师称号的亵渎。先人对中医推拿按摩师有粗工、精工、巧工之分，也即是现代初级、中级、高级之分，先人们是根据所学习的理论程度、医疗内功修炼掌握的程度、掌握的临床技法程度、临床能够治疗的疾病范围及治疗效果的不同所划分。望同仁对号入座，取长补短，以求精进。这三个等级的划分分别是：

一、粗工（初级）

粗工的标准是，初步了解一些人体解剖或中医基础知识，刻苦习练武术桩功、步伐、功架，具有较强的耐力与爆发力，以力带气，为行气打好基础，临床以力"一种能量物质"为主，治疗疾病。初步学习、掌握中医骨伤科治疗技法与保健按摩手法，具备临床治疗急性骨伤科疾病与较熟练地施以保健按摩技法，达到解除疲劳的效果的能力。

二、精工（中级）

精工的标准是，掌握中医学理论知识和中医人体解剖学知识，在刻苦习练武术桩功的基础上，刻苦地习练、掌握医疗内功中级功法，以气行力，这种力非蛮力而是一种柔和的透力。临床以内功（气）与力两种物质结合，点按相关腧穴治疗疾病，达到能疏通人体局部经络气血、手法深透、化解局部病灶、排除湿寒的水平，熟练掌握治疗骨伤科疾病，因未治、误治、庸治所形成的病变疾病，如颈椎综合征、腰椎综合征以及治疗内科一些常见病，如头痛、牙痛、感冒、发热、胃痛等疾病的能力。

三、巧工（高级）

巧工的标准是，能精通并认识中医学深奥的理论知识与人体科学，诊断疾病，能做到望而知之、闻而知之、问而知之、切而知之，精研五行之传变，深谙阴阳之变化。刻苦修炼高级医疗养生锻炼法，道家无为功法能在进入"天人合一"状态下，实现"天人相应"（近代有人称其为自发功），即是能摄取宇宙阴阳转化人体阴阳的功法，能修得较高的医疗内功，即道家所说的"无为而无不为"，意即通过"无为"状态下的修炼，达到"无不为"的程度，达到"近佛""近仙"的境界。临床以力、气、意（念力）三种物质结合，治疗疾病，达到"得心应手"，即先贤们所云："一旦临证，机触于外，而巧生于内，心随手转，法从手出。"具备治疗各科疾病、疑难杂症的能力，且疗效显著。

在全国中医推拿按摩界能称得上巧工（高级）者是极少数，目前社会上形形色色的推拿按摩"中级""高级"证书，比比皆是，鱼目混珠。人们不要以证书级别自满，应清醒地认识到，现在国内搞的证书包括大学毕业证书，均是对人们所学知识的认定与评价，不是对人们从事某项工作能力的认定与评价。应该脚踏实地、踏踏实实，提高自己临床治疗能力的修养，不愧对"中医推拿按摩师"的称号，实现自己的价值。以上等级的划分，对于你是否是一名真正的、合格的中医推拿按摩师的一把衡量的标尺。

第五章　推拿按摩常用腧穴及其作用

一、腧穴的作用

《素问·气穴论》说："孙络三百六十五穴会……以溢奇邪，以通营卫。"又说："气穴之处，游针之居。"师父集多年临床经验，概括地总结了腧穴作用具有的五个特点：一是输注经络气血以通行营卫；二是反映疾病的证候；三是接受内功点按刺激，治疗疾病；四是通过内功点穴，预防疾病；五是腧穴与宇宙的沟通作用。分述如下：

（一）输注经络气血

经络运行气血，即人体生命信息物质——人体生命序信息与生命力信息，而腧穴则是经络气血输注的部位。《灵枢·九针十二原》说："所言节者，神气之所游行出入也。"《灵枢·营卫生会》又说："营卫者，精气也；血者，神气也。"由此可见腧穴是营卫气血出入的所在。《素问·气穴论》又指出："分肉之间，溪谷之会，以行营卫，以会大气。"以上说明腧穴不仅是营气、卫气运行转输出入的部位，同时又是宗气相会的处所。《灵枢·小针解》说："节之交，三百六十五会者，络脉之渗灌诸节者也。"是说腧穴乃经脉与络脉相互贯通的枢纽，经脉中的气血，通过腧穴灌注于络脉，渗灌到四肢百骸全身各部。其所以又称"脉气所发"，是因为腧穴是经络气血所输注的地方。

（二）反映病痛

腧穴通过经络与机体各组织器官发生密切联系。当机体发生疾病时，往往在相关腧穴上有某些异常反应。如患有肺脏疾患的人，常可在肺俞、中府、孔最等穴有压痛、过敏、皮下结节等反应；肝、胆系统疾病常在肝俞、胆俞、期门、日月及胆囊穴等处出现敏感、压痛等；胃、肠消化系统疾患的人，常在脾俞、胃俞、足三里、地机等穴出现结节、压痛、敏感等情况。因此临床上常用诊察背俞穴、募穴、原穴、郄穴等有关穴位的方法，察其腧穴的压痛、过敏、肿胀、硬结、凉、热，审其皮肤的色泽、瘀点、丘疹、脱屑及肌肉的隆起、凹陷等现象，来作为临床的辅助诊断。

（三）治疗疾病

在临床治疗中，要求推拿师把多年所修持的医疗内功，运于指端，针对不同疾病，点按不同经络穴位，以达到疏通经络气血，输注生命信息，气割、气化、气通病灶，恢复人体生命信息物质的正常作用，治疗疾病。

1. **近治作用：** 腧穴具有治疗其所在部位局部及其邻近组织、器官病证的功能，例如印堂穴治眉心痛、前额疾患和眼病、鼻病，太阳穴治疗头颞部疾患及眼病，膻中穴治疗胸痛、胸闷及乳腺、心、肺疾患，肾俞穴治疗腰部病症及泌尿、生殖系等疾患。

2. **远治作用：** 腧穴能治本经循行所涉及的远隔部位的组织、器官、脏腑的病证，如合谷穴，不仅能治上肢病证，而且能调整消化系统功能，甚至对人体防卫、免疫反应方面都具有很大的作用。

3. **特殊作用：** 是指某些腧穴的治疗作用具有相对的特异性。如关元、气海、足三里、膏肓俞具有强壮作用，人中、素髎、会阴、十宣可以开窍醒脑并能使呼吸功能增强，大椎、曲池、合谷退热，水分、阴陵泉利小便，至阴矫正胎位，百会益气升提等。某些腧穴具有双向性的良性调整作用。如泄泻时，针刺天枢可止泻；便秘时，针刺天枢又能通便。心动过速时，针刺内关能减慢心率；心动过缓时，针刺内关又可使之恢复正常等，这些均是腧穴的特殊治疗作用。

（四）预防疾病

临床实践证明内功点穴不仅有显著的治疗作用，而且有很强的保健作用，表现在人们的生命物质，生命序信息与生命力信息得到充分布散，气化作用明显增强，人们的新陈代谢，吐故纳新作用明显改善，人体免疫能力明显提高，这均被接受过杨氏脏腑经络点穴疗法的患者所证实，这些患者不但多年不愈的疾病得到了理想的治疗，更发现自己神清气爽、食欲增加、精力充沛、极少患病，抵御外邪能力明显增强，具有很强的预防疾病作用。

（五）与宇宙的沟通作用

《素问·气血论》云："溪谷之会，内外相通，内通经脉，以行荣卫，外通皮毛，以会大气。"《灵枢·九针十二原》说："所言节者，神气之所游行出入也。"说的是腧穴与宇宙的沟通作用，这一点人们不好理解，穴位如何与宇宙沟通，好像在讲天书。因为人们只接受了现代人通过人体解剖学的直观、实证认识的知识，所以人们只知人体是以口、鼻、二阴与宇宙沟通，通过口食、鼻吸、二阴排泄与宇宙沟通交接维持人体生命活动，而不了解人们还存有另一个与宇宙沟通的系统。这个系统采集人体生命所需高级营养物质，维持人体生命活动。人们或许耳闻过我国武林界一些高修者的"假死"现象，印度瑜伽功的高修者"假死"的报道，所以说只有掌握这种文化修养的人，才能认识到这种系统在人体中的存在。这是我国道教文化中的高深文化内容，是通过玄牝活动代替了人体的这一系统，近代高修者称这一方法为"胎息法"，即胎儿在母体内的呼吸、采纳方法。祖先们认识到，神阙穴与命门穴、会阴穴与百会穴、涌泉穴与劳宫穴，六大节之间有一玄牝之地，其活动称为"出玄入牝"，且周身三百六十五节，皆可通于天地。高修者可不吃不喝或停止口鼻呼吸、采食几天或几十天，而人体体能更充沛、精神更旺盛。这些人清心寡欲、恬静虚无、不张扬、不炫耀，与世无争，具有很高深的传统文化修养，这也许是他们能得道的真正原因吧。

二、推拿按摩常用腧穴

（一）手太阴肺经腧穴

1. **中府**：聚处为库为府，手太阴经之脉起于中焦，本穴是中气府聚之所，又为肺之募穴，故名中府。该穴有肃降肺气、和胃利水之功能，主治咳嗽、气喘、胸痛、面浮肿、呕吐、肩背痛等症。定位：于胸壁之外上部，平第一肋间隙，距胸骨正中线六寸处。

2. **云门**：云，犹雾，出入之处为门。《素问·阴阳应象大论》曰："云出天气，天气通于肺。"本穴为手太阴肺经脉气所发，位于胸膺部，内应上焦肺气，为肺气出入之门户，故名"云门"，喻意气血首出云门，犹云气浮游空中，滋育万物。有肃降肺气之功能，主治咳嗽、气喘、胸满闷、肩背痛等症。定位：中府穴上方，距胸骨中线旁开6寸，当锁骨外端下方凹陷处。

3. **太渊**：太，指大；渊，即深，故将经气深集处喻以为"渊"。本穴为肺经之原穴，是八会穴中的脉会，"肺朝百脉"之处，博大而深，因而名之。该穴有顺气平喘、化痰止咳之功能，主治：咳嗽、气喘、咽喉肿痛、齿痛、骨痛、神志疾患、小儿惊风。定位：腕横纹上，桡动脉之桡侧凹陷中。

（二）手阳明大肠经腧穴

1. **合谷**：本穴取意古之山名，以肉之大会为谷，二处相连为合，又有交结、集会之意。食拇指并拢，虎口处出现隆起肌肉，状若山峰，故名"合谷"。系本经之原穴，又是四总穴之一。本穴有开窍醒神、清泻阳明、疏风镇痛之功能，主治：头痛、头风、齿痛、晕车船、神志疾患、失眠、便秘、溏泄、耳目口鼻之疾。定位：第1、2掌骨之间，约当第2掌骨桡侧之中点处。

2. **手三里**：里，指居、邑之意。因其距肘髎三寸，正居大脉之处，故名三里，因与足三里区别，而名"手三里"。具有清泄阳明、疏风活络之功能，主治：腹痛、腹泻、齿痛、颊肿、上肢不遂、肩背疼痛。定位：侧腕曲肘，在阳溪与曲池的连线上，曲池下2寸处。

3. **曲池**：该穴在肘外辅骨与肘骨之中，曲肘之时，穴处有凹，形似浅池，因而名之，系大肠经之合穴。有疏风解表、调和气血之功能，主治：咽喉肿痛、齿痛、目赤痛、瘰疬、风疹、上肢不遂、腹痛、吐泻、热病。定位：屈肘，在肘横纹桡侧端凹陷处，约当尺泽（手太阴肺经穴）与肱骨上髁连线之中点。

4. **臂臑**：凡肉不着骨之处，可由肉上下通透者，即"臑"。本穴正当上膊肉不着之处，故名之，有疏经散风之功能，又系大肠、小肠、膀胱和阳维诸经脉之会穴。主治：瘰疬、颈项拘急、肩臂疼痛、目疾。定位：在曲池与肩髃的连线上，曲池上7寸处。垂臂曲肘时，在三角肌下端。

5. 肩髃：髃指骨间陷隙，又同髃，肩头。穴在肩端，举臂两骨间陷者，故名之。系大肠经和阳跷脉之会穴，有理气化痰、疏筋利节之功能，主治：风热隐疹、瘰疬诸疾、肩臂疼痛、手臂挛急、半身不遂。定位：肩峰前下方，当肩峰与肱骨大结节之间。上臂平举，肩部出现两个凹陷，前边的凹陷即该穴。

6. 迎香：本穴在鼻孔旁五分之处，当嗅觉之冲，人性喜香恶臭，故名"迎香"。点之可以宣通闭塞、恢复嗅觉，使能迎接香气，系大肠经和胃经之会穴。主治：口鼻疾患。定位：在鼻翼外缘中点旁开0.5寸处，当鼻唇沟中。

（三）足阳明胃经腧穴

1. 承泣：承指受，泣指哭。穴当承泪之所，因而名之，系胃经、阳跷脉和任脉之会穴。该穴有散风清热、明目止泪之功能，主治：眼目赤痛、迎风流泪、夜盲、眼睑眴动、口眼歪斜。定位：正坐，两目平视，目中线直下，瞳孔下7分，当眼球与眶下缘之间。

2. 四白：四指广阔，光明即白。因该穴位在目下，目能视万物，而本穴又主治目眩、目赤、目痒生翳，点之可使视力四射，故为名。有清头明目之功能，主治：同上。定位：正坐，在承泣穴直下3分，当眶下孔凹陷处。

3. 大迎：迎，迎合。穴在颔角前下方，即"大迎骨"处，穴前有面动脉通过，按压该穴有大动脉搏动冲迎指面之感，因而名之。本穴有清头散风、通利牙关之功能，主治牙关紧闭、口渴、颊肿、齿痛、面肿等症。定位：在下颌角前1.3寸，当咬肌附着部的前缘，下颌骨上。闭口鼓气时，下颌角前即出现一沟形（即咬肌的前缘），并可摸到动脉搏动处。

4. 颊车：面两侧称颊。古时称颐为车，下牙床骨因称颊车骨。该骨总载诸齿，使之开合如机轴转动，穴当其间，因而名之。本穴有通利开关、疏风止痛之功能，主治颊肿、疟腮、牙关紧闭、颈项强痛、齿痛、口僻。定位：开口，在下颌角前上方一横指凹陷中。当用力咬牙时，在咬肌隆起的高点处。

5. 下关：关为开阖枢机。其穴在上下颌联合交关的下方，是颌骨运动的机关，因而名之。有疏风活络、开窍益智之功能，主治齿痛、面疼、耳聋、耳鸣、牙关开合不利、口眼歪斜等证。定位：闭口，在颧弓下缘处，当下颌骨髁状突的前方，闭口有空，张口即闭。

6. 头维：维指角。本穴位于额角，犹抵角之作防御，故名"头维"。有清头明目之功能，主治头痛、眼痛、目眩、视物不明、迎风流泪等症。定位：在鬓发前缘直上额角入发际 0.5 寸，距神庭 4.5 寸处。

7. 缺盆：凹陷深处为盆，缺者为破。穴当锁骨上窝，是处形如破盆，穴当其中，因而名之。该穴之功能为理气化痰，主治：咳嗽气喘、缺盆中痛、瘰疬、水肿、汗出寒热。定位：在锁骨上窝正中，胸正中线旁开 4 寸，下与乳头相垂直。

8. 气户：出入之处为户。在中医中，口鼻为气之门户，而鼻为肺窍，口为胃窍，本穴治证多属气分，补泻兼宜，犹开之则行，阖之则藏，故名之。有清热宽胸之功能，主治咳逆上气、喘不得卧。定位：仰卧，在锁骨与第 1 肋骨之间，胸正中线璇玑穴旁开 4 寸处。

9. 乳根：根指基底。穴当乳房下缘，以其所居位置而命名。有止咳平喘、宽胸增乳之功能，主治：咳嗽、胸闷胸痛、乳汁少、噎膈。定位：仰卧，在乳头直下，第 5 肋间隙中，中庭穴旁开 4 寸处。

10. 不容：容有受纳之意，穴属胃经，适当胃脘。本穴主治呕吐不食及两胁肋胀，有不可容物之势，故名"不容"。有调中和胃之功能，主治：腹胀、呕吐、胃痛、食欲不振、喘咳、呕血、胸背胁痛。定位：仰卧，在脐上 6 寸的巨阙穴旁开 2 寸处。

11. 承满：承指受，满指盛。因穴在不容之下，言盛水谷已满，主治"胁下坚满"因而名之。有调理胃气之功能，主治：胃痛、呕吐、腹胀、肠鸣、吐血、食欲不振、喘逆、胁下坚痛。定位：仰卧，在脐上 5 寸，上脘穴旁开 2 寸处。

12. 梁门：经气流注重要之处谓"梁"或"关"。本穴正当胃气出入之所，故名"梁门"。梁门有调理胃气之功能，主治：积气结痛、胸胁积气之伏梁证。定位：仰卧，在脐上 4 寸的中脘穴旁开 2 寸处。

13. 关门：本穴承前穴之意，为胃气之处，交通开阖，有关出纳，故名"关门"。有调理胃气之功能，主治：不思饮食。定位：仰卧，在脐上3寸的建里穴旁开2寸处。

14. 太乙： 太指大，乙即一。此易学宇宙万物赖一以生之说，又特指北极，北极居中不动，而斗运于外，斗以七星而附着一星，因喻脾胃如太乙居腹中以养先天之意，故名之。有调理肠胃之功能，主治：纳少不食。定位：仰卧，在脐上2寸的下脘穴旁开2寸处。

15. 滑肉门： 滑，利也。肉指肌肉。脾生肉，足阳明主肉。穴属胃经，主脾胃之疾，为通利脾胃之门；又舌即为滑利之肉，本穴有化痰安神、和胃止吐之功能，主治：癫狂、吐舌、舌强诸疾，故以其所治功能而得名。定位：仰卧，在脐上1寸的水分穴旁开2寸处。

16. 天枢： 枢指枢纽。古星家以北斗第一星为天枢，主持天际各星运行之律，医家取法此说，作脐轮周转以法天道，上应天，下应地，因名"天枢"。穴当脐旁，系大肠经之募穴，是治疗消化系统疾病的常用要穴之一。有调中和胃、理气健脾之功能，主治：神志疾患、胃溃疡、胃炎、便秘、周身关节风寒湿痛症。定位：仰卧，在脐中旁开2寸处。

17. 外陵： 旁者为外，突起为陵。人在努力时，则脐腹之气必然内结，而外表出现硬陵，陵外是穴，因而名之。本穴有理气和血之功能，主治：腹痛、疝气、月经痛。定位：仰卧，在天枢下1寸，腹正中线的阴交穴旁开2寸处。

18. 大巨： 巨有巨大之意，本穴适当腹部隆起最高大处；又本穴内应小肠及膀胱部位，分属手、足太阳经，二者俱称巨阳，太与大通，因而名之。有理气和血之功能，主治：小腹胀满、小便不利、疝气、惊悸不眠、偏枯等症。定位：仰卧，在天枢下2寸，腹正中线的石门穴旁开2寸处。

19. 水道： 道即道路。本穴当膀胱上系，功在治水，故名之。有通调水道之功能，主治：膀胱热结、小便不通，或膀胱虚寒、痛引阴中。定位：仰卧，在天枢下3寸，腹正中线的关元穴旁开2寸处。

20. 归来： 还者谓归。凡养生纳者，当吸气时，腹气上升，与中气交会于气海处，呼气时，腹气下降，名曰气息归根。本穴为腹气下降时的根底，归来与气冲成风箱之势，腹气之出入转归，故名"归来"。有调气和血、培补冲任、升阳举陷之功能，主治：上逆、咯气、腹胀、腹鸣、腹冷、腹痛、男科与妇科疾患、神志疾患、脏器下陷症。定位：仰卧，在天枢下4寸，腹正中线的中极穴旁开2寸处。

21. **气冲**：冲，动。本穴居归来之下，指腹气出入冲要，故名"气冲"，又名"气街"，街，市也。"冲脉者，为十二经之海"（《灵枢·海论》），冲脉起于本穴，故名之。有行气和血、调肝补肾、升阳举陷之功能，主治同归来穴。定位：仰卧，在天枢下5寸，腹正中线的曲骨穴旁开2寸处。

22. **梁丘**：陵起为丘。本穴在膝上筋肉隙中，屈膝取之。骨亘如梁，筋犹小丘，因而名之，系胃经之郄穴。有疏肝和胃、通经活络之功能，主治：胃痛、膝肿、乳痛、大惊。定位：在髌骨上缘上2寸，当髂前上棘与髌骨外上缘的连线上。

23. **犊鼻**：犊指小牛。穴在膝髌骨旁的外膝眼处，因外形同犊鼻，故名之。该穴是治膝关节疾病的常用穴之一，有通经活络、疏风散寒、消肿止痛之功能，主治：膝关节积液肿痛、脚气。定位：屈膝，在膝关节前外侧，当股骨外侧踝、胫骨外侧髁与髌韧带外侧缘所构成的凹陷处。

24. **足三里**：里指邑、居及集会通达之意，三指膝下三寸处，又里与理通。本穴统治上中下三部诸疾，位于下肢，因名"足三里"。系胃经的合穴，四总穴之一，也是强身要穴之一。有疏通经络、调和气血、健脾和胃止痛之功能，主治：急慢性胃炎、胃溃疡、胃痛、消化不良、胸胁胀满、冠心病、感冒、失眠、下肢关节寒湿疾患。定位：屈膝或平卧，在犊鼻下3寸，距胫骨前嵴外侧约一横指，当胫骨前肌之上。

25. **上巨虚**：巨，大；虚，隙。穴在下巨虚的上方，胫、腓骨之间大的空隙处，故名之。四肢关节气血濡养所经之处，邪气不得留止，如瘀滞不通生病时，刺之可治，有调理肠道、疏络利湿之功能。因大肠合于本穴，主治：大肠疾患、气冲于胸。定位：仰卧或坐位，在犊鼻穴下6寸；或足三里下3寸处。

26. **下巨虚**：其义与上巨虚略同，系小肠经之下合穴。穴当小腿外侧，大空隙之下端，故名之。该穴具有舒经活络、调理胃肠之功能，主治：小腹痛、腰脊痛引睾丸、泄泻、大便脓血、乳痛、下肢痿痹、脉管疾患、惊狂。定位：在犊鼻穴下9寸，条口穴下1寸，距胫骨前嵴约1

横指处。

27. **丰隆**：丰，大也，隆即盛意。该穴所处肌肉丰满隆盛，又丰隆为雷神名，喻其在下肢，犹雷起地下，行云施雨，雨后天晴，故名之。系胃经之络穴，别走脾经，有祛痰降逆、疏经活络之功能，主治：下肢痿痹、脉管疾患、寒湿疾患、惊悸。定位：仰卧，在小腿外侧，外踝尖上8寸，条口穴后方1横指，当犊鼻穴与外踝尖连线中点处。

28. **解溪**：陷处为溪，解，有解脱之意。穴在足关节当前正中，胫骨与距骨相接之凹隙中，适当末缚鞋带之处，因名"解溪"，系胃经之经穴。有通调肠胃、疏筋利节之功能，主治：腹胀、便秘、胃热谵语、癫狂、头面浮肿、面赤、目赤、头痛、眩晕。定位：在足背与小腿交界的踝关节横纹中央，平齐外踝高点，当拇长伸肌腱与趾长伸肌腱之间。

29. **冲阳**：冲，动。穴在足跗，阳经外侧，与太冲穴为邻。胃经至此，冲出本经，因而名之，系胃经的原穴。有和胃健脾、镇惊安神之功能，主治：胃脘胀痛、不嗜食、善惊久狂、口眼歪斜、面肿齿痛、足痿无力、脚背红肿。定位：在足背高处，直对第2跖骨，陷谷穴上3寸，趾长伸肌腱外侧，当足背动脉搏动外。

（四）足太阴脾经腧穴

1. **三阴交**：会处为交，本穴是足太阴、厥阴、少阴三经交会之所，故以为名。统治足三阴经所主治的疾病，应用广泛。有健脾益气、调补肝肾之功能，主治：腹部痛胀、泄泻、月经不调、疝气、不孕、阳痿、阴挺、头痛、失眠、遗精遗尿、水肿、神志疾患。定位：在内踝高点直上3寸，胫骨内侧面后缘。

2. **地机**：坤为地，变化为机。因本穴主治妇人月事失常，精血不足，生殖不能，针此穴可使气血充盛，而生殖畅旺，犹如大地复苏，化生万物，因名"地机"，系脾经之郄穴。有调和营血之功能。主治：不孕、不育、下肢水肿、腹痛、腹胀、食欲不振、泄泻、痢疾、痛经、遗精、腰痛。定位：在胫骨内侧面后缘，阴陵泉穴下3寸。

3. **阴陵泉**：突起为陵。本穴在膝之胫骨内侧，踝突之下，凹陷中，喻以为阴侧陵下之深泉，故以为名。系脾经之合穴。有健脾利湿、调补肝肾之功能，主治：腹胀、暴泄、黄疸、水肿、喘逆、小便不利或失禁、阴茎痛、妇人阴痛、遗精、膝痛。定位：在胫骨内侧踝下缘，胫骨后缘腓肠肌之间的凹陷处。

4. **血海**：归聚之处为海，本穴主治崩漏经带以及男女之血分诸证，针灸此穴有引血归脾之效，犹如江河百川入归诸海之意，因名"血海"。有调和气血之功能，主治：月经不调、痛经、闭经、崩漏、皮肤湿疹、隐疹、湿疮、瘙痒、丹毒、小便淋沥、腹胀、气逆、股内侧痛、血虚之症。定位：屈膝，髌骨内上缘2寸，当股四头肌内侧头的隆起处。简便取穴法：患者屈膝，医者以左手掌心按于患者右膝髌骨上缘，2～5指向上伸直，拇指呈45度。斜置，拇指尖下是穴。

5. **冲门**：冲，突进；门，经气统注开阖之处。凡穴以"门""关""梁"等命名，均为经气流注的要冲。以手切之，动脉应手，是阳明胃气冲过脾经之处，故名"冲门"。本穴有调中益气、温经活血之功能，主治：腹痛、食欲不振、疝气、崩漏、带下、痔病、小便淋沥、尿闭、郁气。定位：在耻骨联合上缘中点旁开3.5寸，约当腹股沟外端上缘，股动脉外侧。

6. **腹结**：结为聚、要之意，该穴以其主治腹中积聚诸证，如绕脐作痛、泻利咳逆、气结胸腹等，故以为名。有理气活血之功能，主治：绕脐腹痛、腹胀、疝气、泄泻、便秘。定位：在府舍穴上3寸，或大横穴下1.5寸，距前正中线4寸处。

7. **大横**：平者为横。本穴平脐，内应横行结肠，故名"大横"，系脾经和阴维脉之会穴。为治腹痛、泄利的常用穴，有通调肠胃之功能，主治：腹痛、腹胀、泄泻、痢疾、大便秘结。定位：在脐中旁开4寸处。

8. **腹哀**：哀，鸣。穴当腹部，主治腹痛肠鸣，犹如腹部发出哀鸣声音，因而名之。有理气调胃之功能，主治：腹痛、肠鸣、泄泻、便秘、痢疾、胃寒食不化。定位：大横穴上3寸，前正中线旁开4寸。

9. **大包**：总揽、概括为包。该穴为脾经之大络，总统阴阳诸经，由此灌溉脏腑四肢，使周身受益，故名"大包"。本穴能治全身络脉疾病，但后世多用于治疗胸胁及脾胃疾患。有理气活络之功能，主治：胸胁痛、气喘、全身疼痛、四肢无力、脾虚湿泛。定位：在腋正中线上，第6肋间隙中。

（五）手少阴心经腧穴

1. **少海**：少指手少阴心经，海以众流所归而言。本穴治证十分复杂，牵及多经之证，有如众证来归者，故以为名。有行气和血之功能。主治：心痛、手臂挛痛、麻木、手颤、瘰疬、腋胁痛。定位：屈肘，肘横纹尺侧端与肱骨内上髁之间凹陷中。

2. **神门**：心藏神，本穴是心经之原穴，为经气流注之要冲。凡神志不清诸证，取本穴以开心气之郁结，故名之。该穴有镇静、安神、宁心、通络之功能，主治：心痛、心烦、恍惚、健忘、失眠、惊悸怔忡、痴呆悲哭、癫狂痫证、目黄胁痛、掌中热、呕血、吐血、头痛、眩晕、咽干、失音。定位：仰掌，在尺侧腕屈肌腱之桡侧缘，腕横纹上。

3. **少冲**：本穴为心经之井穴。井象水之所出，如水泉突涌，也寓有冲进之意，故以为名。有回阳救逆之功能，主治：心悸、心痛、胸胁痛、癫狂、热病、昏厥。定位：小指桡侧，去指甲角0.1寸处。

（六）手太阳小肠经腧穴

1. **养老**：本穴取义《礼纪》之"五十非帛不暖，七十非肉不饱"，在治疗上，针以补之，灸以温之，犹衣帛食肉，故名"养老"，系小肠经之郄穴。有清热利湿、疏筋活血之功能，主治：目视不明、肘、肩、臂疼痛。定位：掌心向下时，在尺骨茎突的高点处；屈肘，掌心向胸时，转手骨开，穴在尺骨茎突的桡侧骨缝中。

2. **小海**：穴在肘内大骨外，去肘端五分陷中，屈肘乃得。其处凹陷如"海"，又为小肠经之合穴，小肠为受盛之官，直趋于下，与胃的水谷之海相连，故而名之。有疏筋利节之功能，主治：头痛、颔肿颈痛、肩肘臂痛、痫证。定位：屈肘，当尺骨鹰嘴与肱骨内上髁之间凹陷中。

3. **肩贞**：贞，正。穴在夹臂缝中，举手与垂手皆不移其陷中。清静而贞，故以为名。有疏筋利节之功能，主治：风痹、手足不举、肩中热痛等。定位：肩关节后下方，当上臂内收时，在腋后横纹头上1寸处。

4. **臑俞**：臑，即肉不着骨，俞为腧之同。即通透内外之俞穴，故以为名，系小肠经、阳维脉和阴跷脉之会穴。有疏筋利节之功能，主治：肩肿、肩臂酸痛无力。定位：腋后皱襞直上，肩胛骨下缘凹陷中。

5. **天宗**：上部为天，遵属为宗。本穴主治颊颔肿痛、肩臂酸痛以及上肢风痹诸疾，宗此针之而愈，因而名之。本穴有肃降肺气、舒筋活络之功能，主治：肩胛疼痛、肘臂外后侧痛、颊颔肿痛、气喘、乳痈。定位：肩胛骨岗下窝的中央，约在肩胛岗下缘与肩胛下角的上 1/3 折点处，上与秉风直对。

6. **秉风**：秉，主技，掌握。本穴主治风邪，如司风者掌理诸风而名之，系手三阳经和胆经之会穴。有疏筋利节之功能，主治：肩胛疼痛不举、上肢酸麻。定位：正坐，在肩胛岗上窝中点，当天宗穴直上，举臂有凹陷处。

7. **曲垣**：即墙。本穴在肩胛岗上窝凹内曲处，该处弯曲如墙，以肩下各穴列如星象，亦环绕如垣，故以为名。有疏筋利节之功能，主治：肩胛拘急疼痛。定位：约当臑俞与第二胸椎棘突连线的中点取穴，按之有动脉应手。

8. **肩外俞**：穴在肩胛上部，主治肩胛外部疼痛，故名之。有疏经活络之功能，主治：肩背酸痛、颈项强痛。定位：正坐，第 1 胸椎棘突下，旁开 3 寸凹陷中，当肩胛岗脊柱缘的垂直线上。

9. **天窗**：天，头；窗指头之孔窍。本穴能治聋、喑、咽肿等人体上部诸孔窍之疾，有如开窗通风，故以为名。有清热散风之功能，主治：咽喉肿痛、暴喑、耳聋、耳鸣、颈项强痛。定位：喉结旁开 3.5 寸，当胸锁乳突肌后缘凹陷中，按之有动脉应手。

10. **听宫**：宫指要处，穴当耳屏前方，《铜人腧穴针灸图经》注有"治耳聋如物填塞无所闻"，针之可恢复听力，故名之，为小肠、三焦和胆之三经之会穴。有清头聪耳之功能，主治：耳聋、耳鸣。定位：在耳屏与下颌关节之间，微张口有凹陷。

（七）足太阳膀胱经腧穴

1. **睛明**：本穴位在双目之内眦外，主治两目红肿、怕日羞明等眼疾。因有明目之效，故以其功能命名，曰"睛明"。有疏风清热之功能，主治：目赤肿痛、眦痒、迎风流泪、夜盲、目眩、近视。定位：在目内眦斜上方眶缘内，距目内眦旁约0.1寸。

2. **攒竹**：眉毛常聚结直立似竹，因穴当眉头陷中，犹竹之生发之处，故以为名。有疏风清热、通络明目之功能，主治：头痛、目眩、目视不明、青盲、眉棱骨痛、目赤肿痛等证。定位：在眉毛内侧端，眶上切迹处，与睛明穴相垂直。

3. **通天**：鼻通天气。本穴功能，主要通彻上窍，去鼻内无闻之苦。鼻司呼吸，亦通天，故以为名。有清头散风之功能，主治：鼻塞、鼻衄。定位：在承光穴后1.5寸处。或于入前发际4寸，再从督脉旁开1.5寸定位。

4. **玉枕**：玉，贵意，此指肺金，枕指枕骨。穴当枕骨两旁，人寝息着枕之处，因名玉枕。有清头散风之功能，主治：鼻塞、头颈痛、眩晕、目痛。定位：在后枕部，枕外隆凸上缘之外侧，当脑户穴旁开1.3寸，直下对天柱穴。

5. **天柱**：天指头部，柱指颈项。穴在柱骨上端，支持头颅，喻之为擎天之柱，因而名之。有清头散风之功能，主治：头痛、鼻塞、咽喉肿痛、项强、肩背痛。定位：在项后发际内斜方肌的外侧，入发际0.5寸，当哑门穴旁开1.3寸处。

6. **大杼**：杼，即织杼。脊椎两侧有横突隆出，形如织杼，古称杼骨，上椎尤大，本穴在其旁，故名之。是膀胱、小肠、三焦和胆经之会穴，又是八会穴中的骨会。有祛风解表、疏调筋骨之功能，主治：头痛、项背痛、肩胛酸痛、咳嗽、发热、颈项强直。定位：俯伏，在第1胸椎棘突下的陶道穴旁开1.5寸处。

7. **风门**：出入之处为门。穴属膀胱，膀胱主一身之表。本穴如风气出入的门户，为杨氏疗法背部开门秘穴之一，故以为名。有疏散风寒、清热调肺之功能，主治：伤风感冒、发热、头痛、项强、腰背痛。定位：俯伏，在第2胸椎棘突下，督脉旁开1.5寸外。

8. **肺俞**：俞同输。系肺之背俞穴，是肺气转输、输注之穴，治肺疾要穴之一，故名之。有宣热疏风、调理肺气之功能，主治：邪在肺，肺寒热，如咳嗽、气喘、胸痛、吐血、骨蒸潮热、盗汗。定位：俯伏，在第3胸椎棘突下，督脉旁开1.5寸外。

9. **厥阴俞**：系心包络之背俞穴，内应心包络。心包络为手厥阴经，故换言而称"厥阴俞"。又以经脉的生长、发展、消尽次序而言，厥阴乃消尽之意，该穴可治心气不固、四肢厥冷之证，有通经活络之功能，主治：心痛、心悸、胸闷、咳嗽、呕逆。定位：俯伏，在第 4 胸椎棘突下，督脉旁开 1.5 寸外。

10. 心俞：本穴系心之背俞穴，内应心脏，是心气转输、输注之穴。心主血、藏神，有理气和血、化痰宁心、安神之功能，主治：心脏疾患、心痛、惊悸、健忘、心烦、咳嗽、吐血、梦遗、盗汗、癫狂、痫证。定位：俯伏，在第 5 胸椎棘突下，督脉旁开 1.5 寸外。

11. 督俞：即督脉之背俞穴，为督脉经气转输、输注之所，故以为名。有理气宽胸之功能，主治：心痛、胃痛、腹胀、腹痛、肠鸣逆气。定位：俯伏，在第 6 胸椎棘突下，督脉旁开 1.5 寸外。

12. 膈俞：内应横膈膜，而为之俞，故以为名，系八会穴中之血会，有补血化瘀之功能，主治：呕吐、呃逆、噎膈、饮食不下、气喘、咳嗽、吐血、潮热、盗汗、风疹。定位：俯伏，在第 7 胸椎棘突下，督脉旁开 1.5 寸外。

13. 肝俞：穴近肝脏，系肝之背俞穴。内应肝脏，是肝气转输、输注之所，为治肝要穴，故名之。有清泻肝胆、养血明目之功能，主治：黄疸、胁痛、目赤、目眩、雀目、癫狂、痫证、脊背痛、吐血、鼻衄、胃痛、胸胁胀满、高血压。定位：俯伏，在第 9 胸椎棘突下，督脉旁开 1.5 寸外。

14. 胆俞：即胆之背俞穴，内应胆腑，为胆气转输、输注之处，为治胆疾要穴，故名之。有清泻肝胆理气解郁之功能，主治：黄疸、口苦、胁痛、肺痨、潮热、心悸不安。定位：俯伏，在第 10 胸椎棘突下，督脉旁开 1.5 寸外。

15. 脾俞：即脾之背俞穴，内应脾脏，是脾气转输、输注之所，治脾疾要穴，故名之。有健脾利湿、益气统血之功能，主治：腹胀、黄疸、呕吐、泄泻、痢疾、便血及水肿。定位：俯伏，在第 11 胸椎棘突下，督脉旁开 1.5 寸外。

16. 胃俞：即胃之背俞穴，内应胃腑，是胃气转输、输注之所，治胃疾要穴，故名之。有健脾和胃、化湿消滞之功能，主治：胃脘痛、呕吐、腹胀、肠鸣、消化不良、胃下垂。定位：俯伏，在第 12 胸椎棘突下，督脉旁开 1.5 寸外。

17. 三焦俞：即三焦之背俞穴，内应三焦，是三焦之气转输、输注之所，治其病患的要穴，故名之。有调理三焦、健脾利水之功能，主治：腹胀、肠鸣、完谷不化、呕吐、泄泻、痢疾、水肿、腰背强痛。定位：俯伏，在第 1 腰椎棘突下，督脉旁开 1.5 寸外。

18. 肾俞：即肾之背俞穴，内应肾脏，是肾气转输、输注之所，治肾疾要穴，故名之。有益肾固精、清热利湿之功能，主治：遗精、阳痿、遗尿、月经不调、白带、腰膝酸软、肢冷、头昏、目眩、耳鸣、耳聋、水肿、气喘、泄泻。定位：俯伏，在第 2 腰椎棘突下，督脉旁开 1.5 寸外。

19. 气海俞：本穴与任脉的气海穴相应而在背，故名之，为百气转输之处。有培元补肾之功能，主治：腰痛、月经不调、痛经、气喘。定位：俯伏，在第 3 腰椎棘突下，督脉旁开 1.5 寸外。

20. 大肠俞：即大肠之背俞穴，与大肠相应，是大肠之气转输、输注之所，治大肠疾要穴，故名之。有通调大肠之功能。主治：大肠疾患、腰脊酸痛、腹胀、肠鸣、泄泻、便秘、下肢痿痹、腰腿痛。定位：俯伏，在第 4 腰椎棘突下，督脉旁开 1.5 寸外。

21. 关元俞：因与任脉关元穴相对，而在背，是人体阳气交关之处。又"关"有联络之意，是联络元气之所，故名之。本穴统领下焦气血，犹可调补丹田原气。主治：腰腿痛、腹胀、泄泻、遗尿、小便频数。定位：俯伏，在第 5 腰椎棘突下，督脉旁开 1.5 寸外。

22. 小肠俞：即小肠之背俞穴，内应小肠，是小肠之气转输、输注之所，治小肠疾要穴，故名之。有清热利湿之功能，主治：小腹胀痛、痢疾、遗精、尿血、遗尿、带下、腰骶痛、腰腿痛。定位：俯卧，在骶部正中线平第 1 骶后孔旁开 1.5 寸处。当髂后上棘内缘与骶骨间的凹陷中。

23. 膀胱俞：即膀胱之背俞穴，内应膀胱，是膀胱之气转输、输注之所，治膀胱疾患要穴，故名之。有疏通膀胱、清热化湿之功能，主治：小便不利、遗尿、尿频、泄泻、便秘、腰脊强痛。定位：俯卧，在骶部正中线平第 2 骶后孔旁开 1.5 寸处，当髂后上棘内缘与骶骨间的凹陷中。

24. **中膂俞**：膂，指背脊夹骨两旁劲起之肉，穴当其处，故以为名。有清利下焦之功能，主治：痢疾、疝气、腰脊强痛。定位：俯卧，在骶部正中线平第 3 骶后孔旁开 1.5 寸处。

25. **白环俞**：环者，绕也。是指足太阳膀胱经之支脉从腰部夹背柱外侧直下，贯臀部至此穴后，再回绕至上髎穴，穴主白浊、带下，以其环行与主治功能命名。有疏通下焦之功能，主治：遗尿、疝痛、带下、月经不调、腰髋冷痛、二便不利、里急后重、脱肛。定位：俯卧，在骶部正中线平第 4 骶后孔旁开 1.5 寸处。

26. **会阳**：前会阴，后会阳。本穴在后阴尾骨尖下端两旁，为阳脉之气的左右足太阳经与督脉交会之所，故名"会阳"。有壮腰补益、清热利湿之功能，主治：痢疾、便血、泄泻、痔疮、阳痿、带下、梅核气。定位：俯卧，在尾骨下端两旁，正中线旁开 0.5 寸处。

27. **魄户**：户即门。该穴与肺俞平行，肺为藏魄之所，故以为名。有疏散风热、养阴清肺之功能，主治：肺痨、咳血、气喘、项强、肩背痛。定位：俯伏，在第 3 胸椎棘突下，督脉旁开 3 寸处。

28. **膏肓**：膏，心下之部，生于腹；肓，心下膈上部，生于肾。"膏肓"又喻指病位深隐，故以为名。本穴有通宣理肺、益气补虚之功能，主治：肺痨、咳嗽、气喘、吐血、盗汗、健忘、遗精。定位：俯伏，两手抱肘，在第 4 胸椎棘突下，督脉旁开 3 寸处。

29. **神堂**：居室为堂。心为藏神之地，本穴在心俞之侧，有如心神留住之所，故以为名。有清肺宁心、理气安神之功能，主治：气喘、心痛、惊悸、胸闷、咳嗽、脊背强痛、神志疾患。定位：俯伏，在第 5 胸椎棘突下，督脉旁开 3 寸处。

30. **譩譆**：据《素问·骨空论》载：取本穴时，用手指压按本穴，令病人呼"譩譆"之声，则指下跳动应手，因而名之。有宣肺解表、和胃降逆之功能，主治：咳嗽、气喘、肩背痛。定位：俯伏，在第 6 胸椎棘突下，督脉旁开 3 寸处。

31. **膈关**：本穴内应膈肌，与膈俞平行，为胸腹交关之隔界，因以为名。有宽胸利膈、和胃降逆之功能，主治：饮食不下、呃逆、呕吐、嗳气、脊背强痛。定位：俯伏，在第 7 胸椎棘突下，督脉旁开 3 寸处。

32. **魂门**：医常以"门""户"等喻为经气出入之处。本穴在肝俞之侧，肝藏魂，有如肝魂出入之门，故名之。有疏肝理气之功能，主治肝疾：胁痛胀满、背痛、呕吐、泄泻等证。定位：俯伏，在第9胸椎棘突下，督脉旁开3寸处。

33. **胃仓**：储者为仓。穴在胃俞之旁，胃为仓廪之官，因名"胃仓"。有理气和胃、健脾之功能，主治：胃疾、纳少不食、腹胀、胃脘痛、脊背痛、小儿食积。定位：俯伏，在第12胸椎棘突下，督脉旁开3寸处。

34. **志室**：藏者为室。穴在肾俞之侧，肾藏志，故以为名。点按本穴有滋补肾阴、清利下焦湿热、壮肾填髓之功能，主治遗精、记忆力减退、阳痿、腰背强痛、下肢瘫痪、阴部肿痛、小便淋沥、水肿、吐泻。定位：俯卧，在第2腰椎棘突下，督脉旁开3寸处。

35. **秩边**：秩指序，边即旁、远之意，秩边是说膀胱背部诸穴依次排列，而该穴正当背侧最下边，因而名之。有疏通经络、强健腰膝之功能，主治：腰骶痛、下肢痿痹、小便不利、外阴肿痛、痔疾、大便难。定位：俯卧，在第4骶正中棘，督脉旁开3寸处。

36. **殷门**：殷指忧郁，门指经气开阖之处，腰脊不可俯仰则忧心忡忡，是本经经气所阻滞之故，故名之。有疏通经络之功能，主治：腰腿痛、下肢痿痹、瘫痪。定位：俯卧，在臀横纹中点之承扶穴直下6寸处，当承扶与委中的连线上。

37. **委阳**：委即曲。本穴在膝腘纹外侧端，平行于委中，外为阳，故以为名。有疏筋利节之功能，主治：腰脊强痛、小腹胀满、水肿、小便不利、腿足挛缩。定位：屈膝，在腘窝横纹外侧端与股二头肌腱内侧缘相交处，正当委中穴外平开1寸处定位。

38. **委中**：本穴在膝腘窝正中，取本穴时，须使患者腘膝弯曲，"委而取之"，故以为名。为膀胱之合穴，又为四总穴之一。有清热利湿、疏筋利节之功能，主治：腰痛、髋关节活动不利、腘筋挛急、下肢痿痹、半身不遂、腹痛、吐泻、丹毒。定位：俯卧屈膝，在腘窝横纹中点处。当股二头肌腱与半腱肌腱之间。

39. **承山**：穴当腨肌下，分肉陷下。以承筋之凸，喻山岭之巅，本穴犹在山麓之夹谷，承山巅气势下行，故名之。有疏筋利节之功能，主治：腰痛、腿痛、转筋、痔疾、便秘、脚气。定位：在小腿腓肠肌两腹肌之间凹陷的顶端，当用力伸直足尖，使足跟上提时，肌腹下出现交角处。

40. 昆仑：昆仑指高大之意。《子午流注说难》中说：本穴"乃是太阳所行之经穴，膀胱为水府，穴居足踝后，比井荥俞原名穴较高，昆仑乃水之高原"。该穴主治头部疾患，又有疏风活络之功能，主治：头痛、眩晕、项强、鼻衄、肩背拘急、腰痛、疟疾、脚跟痛、小儿痫证、难产。定位：在外踝与跟腱之间凹陷处。

41. 申脉：申同伸，有矫健之意。因本穴在足外踝之下，属阳，阳跷脉出于本穴，故名之。系阳跷脉之所生，为八脉交会穴之一，通于阳跷脉，有祛散风寒、舒筋活络之功能，主治：脚膝拘挛、腰膝冷痛、癫狂、痫证、小儿惊风等。定位：在外踝正下方下缘正中凹陷处。

42. 金门：金，五行之一，有肃杀之气，又兵象也。太阳经至此处，已临垂末，阳利之气受遏，一变而萧瑟之阴，故曰"金门"。系膀胱之郄穴，阳维脉之所生。有清热散风之功能，主治：癫狂、痫证、小儿惊风、腰痛、外踝痛、下肢痹痛。定位：在申脉前下方，当骰骨外侧凹陷中，约位于申脉与京骨之间。

（八）足少阴肾经腧穴

1. 涌泉：出处为涌，涌泉是形容水自下而上之意，喻易学"天一"所生之水。本穴位于足心，为本经井穴，为脉气出所，因而名之。涌泉为急救穴之一，有通关、开窍、安神、镇静之功能，主治：晕厥、中暑、中风、癫狂、痫症、小儿惊风、头顶痛、头晕、目眩、失眠、咽喉肿痛、失音、舌干、鼻衄、小便不利、大便难、足心热、霍乱转筋、五趾尽痛、下肢瘫痪、癔症性瘫痪。定位：于足底（去趾）前 1/3 处，足趾跖屈时呈凹陷处。

2. 太溪：本穴出于内踝之后，凹隙大深之处；又由肾水出于涌泉，通过然谷，聚统而成太溪，并由此处注入于海，因而名之。系本经输穴，有调补肾气，通利三焦之功能，主治：咽干、齿痛、耳聋、耳鸣、头晕、咳血、气喘、消渴、月经不调、不寐、遗精、阳痿、小便频数、腰脊痛。定位：内踝高点与跟腱之间的凹陷处。

3. 水泉：本穴属足少阴经之郄穴。肾属水脏，泉水多从郄出，故命经气深集之郄为"水泉"。有调补肝肾之功能，主治：闭经、月经不调、痛经、阴挺、小便不利、水肿、目昏花。定位：在太溪直下 1 寸，当跟骨结节之内侧前上部凹陷中。

4. 照海：照者光明所及，海为百川之会。水泉虽迁，终归于海。所云照者，因肾为水火之脏，水中有火，故名"照海"。系阴跷脉之气生，八脉交会穴之一。有滋阴补肾、清热利湿之功能，主治：月经不调、赤白带下、阴挺、阴痒、小便频数、便秘、痫证、不寐、咽喉干痛、气喘。定位：在内踝下缘凹陷中，或内踝尖直下 1 寸处。

5. 复溜：重返为复。《子午流注说难》曰："其太溪正经直上之脉，复从内踝稍后，二寸而溜于此，故以为名。"系肾经之郄穴。有培补肾气之功能，主治：水肿、腹胀、泄泻、肠鸣、足痿、盗汗、自汗、热病汗不出。定位：太溪穴直上 2 寸处，跟腱前缘。

6. 交信：肾经之脉从此穴交会到脾经的"三阴交"穴，脾在五行中属土，在五德中主信，所以命名为"交信"，系阴跷脉之郄穴。有调补肝肾之功能，主治：月经不调、痛经、崩漏、阴挺、泄泻、便秘、睾丸肿痛。定位：在复溜前约 0.5 寸，当复溜与胫骨内侧面后面之间。

7. 筑宾：筑，杵也，杵之使，坚实也。宾，古"宾"通"膑"。本穴主治膑下之疾，如踹痛、足痛，故名"筑宾"。系阴维脉之郄穴，又是肾经和阴维脉之会穴。有调补肝肾、清热利湿之功能，主治：癫狂、足胫痛、疝痛。定位：在太溪穴直上 5 寸，太溪与阴谷穴的连线上。

8. 阴谷：本穴为肾少阴之合穴，在膝下胫骨内上踝的后方，大筋之下，小筋之上，两筋间如谷，故名之。有滋肾清热之功能，主治：阳痿、疝痛、崩漏、小便不利、膝腘酸痛、癫狂。定位：屈膝，在腘窝内侧，当半腱肌腱与半膜肌腱之间。

9. 横骨：横骨者，横于阴上之骨，横上为少腹，下即交骨，故称"横骨"。本穴以位于其上而得名，系肾经与冲脉之会穴。有调补肝肾之功能，主治：少腹满痛、小便不利、遗尿、遗精、阳痿、阴部痛。定位：在脐下 5 寸，耻骨联合上际，前正中线旁开 0.5 寸处。

10. 大赫：赫，盛也，显也。系本经与冲脉之会穴，言其穴阴气盛大，精气卓聚之意；又以其穴内临子宫，妇人妊娠之后，此处突起易显，因而名之。有调补肝肾之功能，主治：遗精、阳痿、带下、阴部痛、阴挺。定位：在脐下 4 寸，前正中线旁开 0.5 寸处。

11. **气穴**：肾主纳气，是处为肾气归聚之所，也是养生家凝神入气之处，故名之，系肾经与冲脉之会穴，有调补肝肾、温经散寒之功能，主治：月经不调、痛经、小便不利、腹痛、泄泻。定位：在脐下 3 寸，前正中线旁开 0.5 寸处。

12. **四满**：以其主治功能命名。四满指肠澼切痛、积聚、脐中切痛、恶血瘀痛，针之有散瘀消胀之效，因而名之。有理气导疝、调经、治不孕之功能，主治：腹痛、腹胀、泄泻、遗精、月经不调、痛经、产后腹痛。定位：在脐下 2 寸，前正中线旁开 0.5 寸处。

13. **中注**：本穴内应胞宫，精室，为肾水精气之集中之处。而肾之精气，借本穴以达胞中，因而名之，系本经与冲脉之会穴。有调补肝肾之功能，主治：月经不调、腹痛、便秘。定位：在脐下 1 寸，前正中线旁开 0.5 寸处。

14. **肓俞**：《中西汇通医经精义》说"肓俞肓膜之要会在此也，入于肾，上经心，循喉咙，夹舌本"，因肾脉由此深入肓膜，故名其穴为"肓俞"，系本经与冲脉之会穴。有宽胸理气之功能，主治：腹痛、泄泻、便秘。定位：在脐中旁开 0.5 寸处。

15. **石关**：石喻病之顽强，关犹不通也。本穴以其功能而名之，主治大便闭塞、气结肠满、妇人不孕等。系肾经与冲脉之会穴，亦有调理肠胃之功能，主治：呕吐、呃逆、腹痛、便秘、产后腹痛、妇人不孕。定位：在脐上 3 寸，前正中线旁开 0.5 寸处。

16. **腹通谷**：《内经》中说："谷道通于脾。"本穴亦以功能而言，能治脾胃之疾，使其上通下达，故名之，系本经与冲脉之会穴。有调理肠胃之功能，主治：腹痛、腹胀、呕吐、消化不良。定位：在脐上 5 寸，前正中线旁开 0.5 寸处。

17. **幽门**：幽，阴而隐也。胃之上口为幽门，穴当其处，因而名之。足少阴之气自此由腹入胸，走出幽隐，系肾经与冲脉之会穴。有调理肠胃之功能，主治：腹痛、腹胀、消化不良、呕吐、泄泻、恶阴。定位：在脐上 6 寸，前正中线旁开 0.5 寸处。

18. **步廊**：步为慢行，廊指绕回。肾经脉气至此，慢步绕回，犹如进入胸之廊庑，故名之。有宣肺理气之功能，主治：咳嗽、气喘、胸胁胀满、呕吐、纳呆。定位：在第5肋间隙，前正中线旁开2寸处。

19. 神封：封指界。本穴当胸利，靠近心脏，由于心主神明（精神活动），故名之。有宣肺理气、宁心安神之功能，主治：心痛、咳嗽、气喘、胸胁胀满、乳痛。定位：在第4肋间隙，前正中线旁开2寸处。

20. 神藏：本穴位近心脏，在紫宫之侧，灵墟之上，犹神灵内守，以得安居，故名之。有宽胸顺气、降逆定喘之功能，主治：咳嗽、气喘、胸痛、呕吐、烦满、不嗜食。定位：在第2肋间隙，前正中线旁开2寸处。

21. 彧中：彧，繁华茂盛也。本穴平任脉之华益，且居"神藏"之上。神明内藏，彧乎其中矣，故名之。有宽胸理气、止咳化痰之功能，主治：咳嗽、气喘、痰壅、胸胁胀满、不嗜食。定位：在第1肋间隙，前正中线旁开2寸处。

22. 俞府：俞者，输也，府，指府库。肾经之脉借血之灵运，由足至胸，会聚于此，因而名之。有宣肺理气之功能，主治：咳嗽、气喘、胸痛。定位：在锁骨下缘，前正中线旁开2寸处。

（九）手厥阴心包经腧穴

1. 天池：本穴所处肋间隙凹如池，人与天相应，腰以上为天，故名"天池"，系心包络、三焦、胆肝诸经之会穴。有宽胸理气、宁心安神之功能，主治：心痛、胸闷、胁痛、腋下肿痛。定位：在第4肋间隙中，乳头外侧1寸处。

2. 曲泽：为手厥阴经之合穴，正当肘内，微曲其肘而得其穴；又曲泽与尺泽平列，故名之。有清热除烦、舒筋活血之功能，主治：心痛、心悸、热病、烦躁、胃痛、呕吐。定位：仰掌，肘部微屈，在肘横纹上，肱二头肌腱之尺侧缘凹陷处。

3. 郄门：郄即孔隙，是气血聚会之所。本穴为手厥阴之"郄"，在前臂两筋间，其穴深大，故名之。有宁神理气和血之功能，主治：心痛、心悸、衄血、呕血、咳血、胸痛、疔疮、痫证。定位：腕横纹上5寸，于掌长肌腱与桡侧腕屈肌腱之间。

4. 间使：间，空隙；使，使令、治事。间使者，君相兼行之使道也；本穴又名"鬼路"，喻为"有如鬼行其间"，因而名之，系心包络之经穴。有祛痰开窍、养心安神之功能，主治：精神失常、癫病抽惊。定位：腕横纹上3寸，于掌长肌腱与桡侧腕屈肌腱之间。

5. **内关**：本穴位近候脉之"关"，与外关相对，因而名之。系心包经之络穴，别走三焦经，又是八脉交会穴之一，通阴维脉。有安神宁心、镇痛理气之功能，主治：心痛、心悸、胸闷、胃痛、胁痛、恶心、呕吐、呃逆、癫狂、痫证、失眠、热病、烦躁、疟疾、肘臂挛痛。定位：腕横纹上2寸，当掌长肌腱与桡侧腕屈肌腱之间。

6. **劳宫**：劳指操劳，宫指要所，又喻为中央。手任劳作，穴在掌心，因而名之，系心包络之荥穴。有开窍醒神之功能，主治：心痛、癫狂、痫证、口疮、口臭、鹅掌风、呕吐、翻胃。定位：掌心横纹上，第2、3掌骨之间，握拳时，中指尖下取穴。

（十）手少阳三焦经腧穴

1. **中渚**：渚，水中小州。三焦水道似江，穴居其中如渚，故名"中渚"，系本经之输穴。有清热开窍、疏筋活血之功能，主治：头痛、目赤、耳聋、耳鸣、咽喉肿痛、热病、肘臂痛、手指不能屈伸。定位：握拳，第4、5掌指关节后掌骨凹陷中，液门穴后1寸。

2. **外关**：本穴位于手背侧腕后二寸，为手少阳之别络，别走心包经。此穴与内关相对，而属外，故以为名，系八脉交会穴之一。通阳维脉，有镇惊息风、通经活络之功能，主治：热病、头痛、颊痛、落枕、耳聋、耳鸣、胁肋痛、肘臂屈伸不利、手指疼痛、手颤。定位：腕骨横纹上2寸，桡骨与尺骨之间。

3. **臑会**：本穴在臂臑之侧，为三焦与阳维的会所，故名之。有疏经活络之功能，主治：气瘿、肩肘痛、颈项强痛。定位：在尺骨鹰嘴与肩髎穴的连线上，肩髎穴下3寸，当三角肌的后缘。

4. **肩髎**：髎者隙也，穴当肩端下陷中，故以为名。有疏筋利节之功能，主治：肩臂疼痛不举、上肢痿痹。定位：肩峰后下方，上臂外展，当肩髃穴后之凹陷中。

5. **天髎**：天，指头颅；髎即骨之空处，本穴当肩胛骨上凹陷处。胸腔在身体上半，喻之为天，故以为名。系本经，足少阳胆经和阳维脉之会穴。有舒筋利节之功能。主治：肩肘痛、颈项强痛。定位：肩胛骨上角，曲拒穴上1寸，当肩井与曲垣的连线上。

6. 翳风：翳指隐藏，本穴即隐于耳垂后面凹处；风指本穴平近风池穴，能治风证，故以为名，系三焦和胆经之会穴。有通风疏络、开窍益聪之功能，主治：耳鸣、耳聋、口眼歪斜、齿痛、颊肿、瘰疬、牙关不利。定位：乳突前下方，平耳垂后下缘的凹陷中。

7. 瘈脉：又名"瘈脉青"。迟瘈指瘛，脉指血络，穴当耳后青筋络脉处，主治小儿癫痫，故名之。有清热散风之功能，主治：头痛、耳聋、耳鸣、小儿惊痫。定位：乳突前下缘。

8. 耳门：门，经气出入之所；穴在耳后入耳中，由本穴出走耳前，故名"耳门"。有疏通经络、开窍益聪之功能，是耳疾的常用穴。主治：耳鸣、耳聋、齿痛、唇吻强痛。定位：耳屏上切迹前，下颌骨髁状突后缘凹陷中，张口取穴。

9. 丝竹空：丝，指细络；空，指孔窍，陷凹。眉毛外尖细的孔窍中，故名之，系三焦和胆经之会穴。有清热散风之功能，主治：头痛、目赤、目眩、齿痛、口眼歪斜。定位：眉毛外端凹陷处。

（十一）足少阳胆经腧穴

1. 瞳子髎：目之精华在瞳子，故称目珠为瞳子。穴在目外角骨髎中，故以为名，系胆经小肠经与三焦经之会穴。有清热散风、活络明目之功能，主治：头痛、目赤痛、迎风流泪、视力衰退、口眼歪斜。定位：平外眼角，眶骨外侧缘凹陷中。

2. 听会：会指会聚。耳主听觉，穴当耳前，以其主治耳聋气闭，针此可使声音得以会聚，故名之。有清热散风、通关开窍之功能，是治疗耳疾的常用穴。主治：耳聋、耳鸣、齿痛、牙关不利、痄腮、口眼歪斜。定位：在耳屏间切迹前方与下颌髁状突后方的凹陷处，与屏间切迹下缘相平，张口有空。

3. 上关：与下关相对而言，本穴在颧弓之上，故名"上关"，系胆经，三焦经和胃经之会穴。有清热散风之功能，主治：头痛、耳聋、耳鸣、口眼歪斜、齿痛等。定位：在耳前颧弓上缘，当下关穴直上方，距耳郭前缘约1寸。

4. **率谷**：率意即遵循，顺延；谷为缝隙。穴在头侧骨与颞颥骨之合缝处，本经循此缝运行，故曰"率谷"，系胆经和膀胱经之会穴。有清热散风之功能，主治：偏头痛、眩晕、呕吐、小儿惊风。定位：在耳尖直上入发际 1.5 寸处。

5. **头窍阴**：窍指孔。五脏属阴，皆开窍于头：肝开窍于目，肾开窍于耳，心开窍于舌，肺开窍于鼻，脾开窍于口。该穴主治：目疾、耳聋、舌强、鼻塞、咳逆、口中恶苦等，因名之，系胆、膀胱、三焦之会穴。有通经清热之功能，定位：在乳突后上方，当天冲穴与完骨穴弧形连线的上 2/3 与下 1/3 交点处。

6. **本神**：脑者，人之本，主神志病。本穴内应于脑，主治惊痫癫疾，神不守舍，故名之，系胆经与阳维脉之会穴。有清热散风之功能，主治：头痛、失眠、目眩、痫证。定位：在前额正中线入发际 0.5 寸的神庭穴旁开 3 寸处。

7. **风池**：池为浅意，本穴为风气入脑要冲，池喻为经气通过表浅之处，为风之所会，故名之。系胆经、三焦经与阳维脉之会穴，有疏风解热、清头开窍之功能，为明目益聪的重要腧穴。主治：头痛、眩晕、项强、发热恶寒、热病汗不出、目赤痛、青盲、内障、鼻渊、鼻衄、耳聋、气闭、耳鸣、牙痛、癫狂、中风昏迷、口眼歪斜、疟疾、瘿气、高血压。定位：在项后枕骨下，当胸锁乳突肌与斜方肌上端凹陷处，与风府穴相平。

8. **肩井**：井喻经气深聚之所，杨氏疗法中治疗腰背部疾患开门秘穴之一，点通此穴治疗腰背疾患有事半功倍之功，穴在肩上陷中，适当缺盆上，大骨前，故名之，系胆经、三焦经、胃经和阳维脉之会穴，有通经活络、舒筋活血、豁痰开窍之功能，主治：颈项强痛、肩背痛、腰腿痛、臂不举、乳汁不下、乳痛、瘰疬、中风、难产。定位：在肩部上方，当大椎穴与肩峰连线中点处。

9. **日月**：本穴为胆之募穴。胆为中正之官，决断所出，十一脏皆取于胆，决断务求其明。"明"字从日从月，故名之。系胆与脾经之会穴，有疏调肝胆、和中降逆之功能，主治：胁痛、呕吐、吞酸、呕逆、黄疸、乳痛、眼疾。定位：在乳头直下，当第 7 肋间隙处。

10. **京门**：京指都。穴属肾募，肾主水，该穴主治水道不利，为水道之门户，通利下焦之功能，主治：腹胀、肠鸣、泄泻、腰胁痛、水肿。定位：侧卧，在侧腹部，当第12肋骨游离端之下际。

11．带脉：本穴为胆经和带脉之会穴。带脉为奇经八脉之一，在人身匝腰一周，如束绕身，管束诸经，故名之。有温补下焦、调经止带之功能。主治：月经不调、闭经、赤白带下、腹痛、疝气、腰胁痛。定位：侧卧，第11肋游离端直下与脐相平处。

12．环跳：本穴位于髀枢，髀枢之骨如环，人之下肢屈伸跳跃全仗此骨为枢纽，又因该穴主治筋骨风痹诸疾，使跳跃复常，故名之，系胆与膀胱经之会穴，是利腰腿、通经络的常用穴。主治：腰腿痛、下肢痿痹、半身不遂。定位：侧卧屈股，在股骨大转子最高点与骶管裂孔连线外1/3与内2/3的交点处。

13．风市：市有集结之意，本穴为风气集结之所，善治中风偏枯，为祛风要穴，故名之。有祛风利湿、疏经活络之功能，主治：腰腿酸痛、下肢痿痹、脚气、全身瘙痒。定位：在大腿外侧中间，平腘横纹上7寸，股外侧肌与股二头肌之间。当直立时，两手下垂，中指尖到处是穴。

14．中渎：渎意为沟渠。穴当大腿外侧沟中，上有风市，下临阳关，本穴居中，脉气通过如水行于沟渠之中，颇为狭窄，故名之。有舒筋活络之功能，主治：腰膝酸痛、痿痹不仁、半身不遂。定位：在大腿外侧中间，当腘横纹水平上5寸处，股外侧肌与股二头肌之间。

15．阳关：又名膝阳关。本穴当腿膝外侧，外为阳，故以为名，是治疗膝部肿痛的常用穴。有疏筋利节、温经散寒之功能，主治：膝肿痛、腘筋挛急、小腿麻木。定位：在膝外侧，阳陵泉直上3寸，股骨外上踝的上方凹陷处。

16．阳陵泉：经气深聚为泉。本穴位于腿膝外侧，外为阳，穴旁之骨隆起如陵，故名之（与膝内阴陵泉穴斜对），系胆经之合穴，又是八会穴之筋会。有清泄肝胆、疏筋利节之功能，主治：半身不遂、下肢痿痹、麻木、膝膑肿痛、脚气、肋痛、口苦、呕吐、黄疸、小儿惊风。定位：在小腿外侧，腓骨小头前下方凹陷处。

17．阳交：外侧为阳，交指交会。为足少阳胆经与阳维脉之会，故以为名，系阴维脉之郄穴。有舒筋活络之功能，主治：惊狂、癫疾、胸胁满痛、膝股痛、下肢痿痹等证。定位：在外踝尖上 7 寸，腓骨后缘，外丘穴的后方约 1 寸处。

18. **光明**：穴属胆经络穴，别走厥阴肝经，肝开窍于目，本穴主治目昏不明、眼痛目痛、点之可使之重见光明，故以为名。有舒筋活络之功，主治：膝痛、下肢痿痹、目视不明、目痛、夜盲、乳房胀痛。定位：在外踝尖直上 5 寸，当腓骨的前缘，趾长伸肌和腓骨短肌之间。

19. **足临泣**：穴在足小指次指本节后凹陷处，足少阳胆经之腧穴，穴临于足，其气上通于目，主目疾，目者，泣之所出，其功能以目之临泣相类，故名之，系八脉交会穴之一。有疏肝解郁、理气止痛之功能，主治：头痛、目眩、目外眦痛、瘰疬、胁肋痛、乳房胀痛、月经不调、足跗肿痛、足趾挛痛。定位：在足背第 4、5 跖骨结合部前方凹陷中，小趾伸肌腱的外侧。正当趾缝端的侠溪穴上 1.5 寸处。

（十二）足厥阴肝经腧穴

1. **太冲**：太，大意；冲，通道。本穴系肝经之原穴，为肝经大的通道所在，亦原气所居之处，故名之。有疏肝理气、通络和血之功能，主治：头痛、眩晕、咽痛、目赤、小儿惊风、癫疾、月经不调等症。定位：在足背，第 1、2 趾骨结合部之前凹陷中。

2. **中都**：都指流水之处。本穴为足厥阴肝经之郄穴，因喻肝之气血似水之流聚，穴当胫骨之中部，故名"中都"。有疏肝理气、固冲止崩之功能，主治：腹痛、胁痛、泄泻、疝气、崩漏、恶露不绝。定位：在内踝高点上 7 寸，胫骨内侧面的中央。

3. **膝关**：即膝关节。穴当两腿骨相交之犊鼻下陷中，主治：风痹膝痛的膝关节疾患，有通利关节之功能，定位：屈膝，在胫骨内踝后下方，阴陵泉穴后 1 寸处。

4. **曲泉**：本穴为肝经之合穴，位于膝内辅骨下，大筋之上，小筋之下，屈曲其膝可得其穴；穴合水，水位高而有来源者为泉，故名"曲泉"。主治：小腹痛、遗精、外阴疼痛、阴挺、阴痒、膝股内侧痛。定位：屈膝，当膝内横纹头上方凹陷中。

5. **足五里**：里指邑，居意。本穴居脾经之箕门穴上五寸，居大脉之中；又里为理，凡肢体病相关五脏者，本穴皆可理之，又穴属足厥阴，故名"足五里"。有通调下焦、理气和血之功能，主治：小腹胀痛、小便不通。定位：在曲骨旁开2寸，直下3寸处。

6. **章门**：章，显明。本穴既是八会穴之脏会，又是脾之募穴，五脏皆禀于脾。脏病取此穴治之，其效显明，故名之。有疏调肝脾、清热利湿、活血化瘀之功能，主治：胁痛、腹胀、呕吐、泄泻、完谷不化、神志疾患、失眠、不寐、高血压。定位：在11浮肋游离端下际。

7. **期门**：期，周。人体气血如出云门，历经肺、大肠前述诸经，经行十二时辰，至此恰为一周，然后周而复始，复出云门，故名之，系肝之募穴。是肝、脾二经和阴维脉之会穴，有疏调肝脾、理气活血之功能。主治：胁痛、腹胀、呃逆、吐酸、乳痈、郁证、热病。定位：在乳头直下，第6肋间隙。

（十三）督脉腧穴

1. **长强**：本穴为督脉之络，督脉循脊里而行，脊柱形长且强硬；又督脉为诸阳之长，其气强盛，因而名之。有宁神镇痉、通便消痔之功能，主治：癫狂、痫疾、脊强反折、泄泻痢疾、便秘、便血、痔疾。定位：跪伏或胸膝位，于尾骨尖端与肛门连线中点。

2. **腰阳关**：门户要会之处为关。本穴是督脉经气出入要所，督脉属阳，故名之。有调肾气、利腰膝、祛寒湿之功能，主治：月经不调、遗精、阳痿、腰骶痛、下肢痿痹。定位：俯卧，于后正中线，第4腰椎棘突下凹陷中，约与髂嵴相平。

3. **命门**：中医认为生命之源在于两肾之间，称作"命门"。本穴适当其上，故名之。为培元补肾、固精壮阳、通利腰脊之功能，主治：脊强、腰痛、阳痿、遗精、月经不调、泄泻、完谷不化、四肢厥冷、带下。定位：俯卧，于后正中线，第2腰椎棘突下凹陷中。

4. **灵台**：灵指心脏，台指居处。本穴在第六胸椎下间，内应于心，喻该穴为心灵至尊之地，故名之。有清热化痰之功能，主治：咳嗽、气喘、疔疮、背痛项强以及心神疾患。定位：俯卧或俯伏，于后正中线，第6胸椎棘突下凹陷中。

5. **大椎**：穴在第七颈椎之下，因第七颈椎最高最大，故名之为"大椎"，系手足三阳经与督脉之会穴。有疏风散寒、解表通阳、理气降逆、安神健脑之功能，主治：头项强痛、疟疾、热病、癫痫、骨蒸潮热、咳嗽、气喘、感冒、脊背强急。定位：俯伏或正坐，头略前倾，于后正中线，第7颈棘突下凹陷中。

6. **风府**：府为聚会之所，风指阳邪。风性轻扬，头顶之上唯风可至，本穴在顶后发际上一寸，大筋内宛之中，故名之，为足太阳、阳维、督脉之会穴，有清热散风、化痰开窍之功能，主治：风邪之患，如头痛、项强、目眩、鼻衄、咽喉肿痛、中风不语、半身不遂、癫狂。定位：正坐，头略前倾，于后正中线上，入发际1寸处。

7. **脑户**：出入通行之处为户。本穴居于枕外隆凸上缘，是脑气出入之所，故名之。有清热散风之功能，主治：痫证、头晕、颈项强痛。定位：正坐或俯伏，于头部后正中线上，枕骨粗隆上缘之凹陷处，即风府穴上1.5寸。

8. **强间**：强指坚硬强直，间乃间隙。穴当顶骨与枕骨人字缝之间，因骨质坚硬，穴在其间，又以该穴有清神醒脑、舒筋活络之功能，主治：颈项强直，故而名之。主治头痛、项强、癫狂、痫证。定位：在后头部正中线上，脑户穴上1.5寸处；或当风府与百会两穴连线的中点。

9. **百会**：百指众多，头为诸阳之会。本穴在头顶正中，为手足三阳与督脉之会穴，百病皆主，故名"百会"。有清头散风、开窍醒神、回阳固脱之功能，主治：头痛、眩晕、耳鸣、鼻塞、中风失语、癫狂、脱肛、阴挺、神志疾患。定位：头部正中线上，后顶直前1.5寸处，即后发际直上7寸处。简易取穴法：两耳尖连线与头部正中线之交点处。

10. **神庭**：本穴居头颅之上，脑在其中，而脑为元神之府，为人的精神智能生发之处，故名之，本穴系督脉、胃经和膀胱经之会穴。有清头宁神之功能，主治：癫狂风痫、惊悸不安。定位：正坐仰靠或仰卧，于头部正中线上，入前发际0.5寸处。

11. **人中**：又名水沟。中医有"天食人以五气，天气通于鼻；地食人以五味，地气通于口"之说，该穴正当鼻下口上，亦天之下，地之上，取其人在其中，故名之。主治：癫狂、痫证、脏躁、小儿惊风、中风昏迷、牙关紧闭、口眼㖞斜、面肿、腰脊强痛。定位：于人中沟的上1/3和下2/3交点处。

（十四）任脉腧穴

1. **会阴**：相合聚结之处为会。本穴位在前后二阴之间，为任、督、冲三脉的起点，又系任脉之络，别走督脉，三脉皆阴，故名之。有醒神镇惊、通调二阴之功能，主治：溺水窒息、昏迷、癫狂、惊痫、二便不利、痔疾。定位：在肛门与阴囊（女性为大阴唇后联合）连线中点。

2. **曲骨**：曲即弯曲。中医解剖上称耻骨联合为曲骨。本穴当曲骨上缘凹曲之处，故以为名，系任脉与肝经之会穴。有通利小便、调经止痛之功能，主治：少腹胀痛、遗尿、疝气、月经不调、男女科疾患等症。定位：仰卧，于腹中线，耻骨联合上缘凹陷处。

3. **中极**：尽端为极。本穴内应胞宫、精室，一者为人体极内之所，犹屋室之堂奥；又居脐下四寸，当人体上下左右之中点，故以为名，系膀胱之募穴。有补肾培元、清热利湿之功能，主治：遗精、阳痿、尿闭、月经不调、崩漏、不孕、阴痒等。定位：仰卧，于腹中线上，脐下4寸，即耻骨联合上缘上1寸处。

4. **关元**：本穴正当丹田，是处为人体真气、元气发生之地，呼吸之门，全身脏腑、经络的根本。"关"与"元"喻以重要之意，故名之，系小肠经之募穴，任脉与足三阴经之会穴。有培肾固本、导赤通淋之功能，是回阴救逆之要穴。主治：虚劳乏力、少腹疼痛、脱肛、疝气、便血、泄泻、尿频、尿闭、白浊、遗精、阳痿、早泄、月经不调、经闭、痛经、赤白带下、阴挺、崩漏、恶露不止、胞衣不下。定位：仰卧，于腹中线上，脐下3寸处。

5. **石门**："石"通"实"，不通；门，经气开阖之处。本穴因主治腹痛坚硬、大便闭结、经闭带下、产后恶露不止等症，故名之。女子及孕妇慎用，可至绝子，系三焦之募穴。有理气止痛、通利水道之功能，主治：腹胀痛、泄泻、水肿、小便不利、带下、崩漏、产后恶露不止、疝气。定位：仰卧，于腹中线上，脐下2寸处。

6. **气海**：穴居脐下，道学中称为下丹田，为先天元气之海，因主治脏气虚惫、真气不足，如气喘、脐下冷气上冲等各类气证，故以为名。有调补下焦、补肾益气、振阳固精之功能，主治：腹痛、腹胀病、泄泻、水谷不化、癃淋、遗尿、遗精、阳痿、疝气、月经不调、痛经、经闭、崩漏、带下、阴挺、产后恶露不止、胞衣不下、脏气虚惫、四肢乏力。定位：仰卧，于腹中线上，脐下1.5寸处。

7. 神阙：阴阳莫测曰神，阙指宫室。穴当脐孔，脐为先天之结蒂，又为后天之气舍。有回阳救逆、开窍复苏之神效，故名之。有温阳救逆、利水固脱之功能，主治：水肿、肠鸣泄利、绕脐痛、脱肛、痫证。定位：脐窝正中。

8. 水分：本穴位在脐上一寸，当小肠下口，是小肠分泌清浊的分水岭，水液入膀胱，糟粕入大肠，故名之。有和中理气、分利水湿之功能，主治：腹痛翻胃、腹胀肠鸣、水肿鼓胀、面肿、大小便不利。定位：仰卧，于腹中线上，脐上1寸处。

9. 建里：建指建置。里，居。该穴在中脘下一寸，下脘上一寸，为里道之中，故名之。有和中理气、消积化滞之功能，主治：胃脘疼痛、腹胀呕吐、食欲不振、腹痛水肿。定位：仰卧，于腹中线上，脐上3寸处。

10. 中脘："脘"通"管"。穴当心蔽骨与脐连线的正中，内部适为胃之中部，故名之，系胃之募穴，是治疗脾胃疾患的常用穴之一。有和胃健脾、通降腑气之功能，主治：胃脘痛胀、呕逆吞酸、失眠怔忡、脏躁、癫狂。定位：仰卧，于腹中线上，脐上4寸处。

11. 上脘：脘即管道。本穴内应贲门，即胃上口处，故以为名，系任脉、胃经和小肠经之会穴。有和中降逆、清热化痰之功能，主治：腹胀、纳呆、胃脘疼痛、呕吐呃逆、黄疸、吐血、痰多、痫证。定位：仰卧，于腹中线上，脐上5寸处。

12. 巨阙：巨，大也；阙，帝之宫廷。为心之募穴，募为经气结聚之所。心为君主之官，本穴居心君至尊之位，为心经脉气聚集最盛之地，故名之。主治：胸疼心痛、心烦惊悸、癫狂尸厥、痫证健忘、胸满气短、咳逆呕吐、黄疸。定位：仰卧，于腹中线上，脐上6寸处。

13. 鸠尾：鸠即布谷鸟。比喻胸前心蔽骨垂下如鸠尾之形，故以为名。有和平降逆、清心化痰之功能，主治：癫狂、痫疾、皮肤疼痛、哮喘、胸满。定位：仰卧，于腹中线上，脐上7寸处。

14. 膻中：《灵枢·胀论》说："膻中者，君主之宫城也。"道学中中丹田是也，本穴内应心包外围，代心布命，居于胸膜之中，故名之。

系心包络之募穴，任脉与脾、肾、小肠、三焦诸经之会。有理气止痛、生津增液、镇心安神之功能，主治：胸痛气喘、噎膈呃逆、产妇乳少、哮喘、咳逆、冠心病、胸痹、神志疾患。定位：于胸骨中线上，平第4肋间隙，两乳头之间。

15. **玉堂**：古之居所为前堂后室，玉喻尊贵。本穴正居心位，心者，君主之官，喻本穴之尊有如君主，故名之。在宽胸理气、止咳平喘之功能，主治：胸满胁痛、喘逆烦心、冠心病、胸痹。定位：于胸骨中线上，膻中穴上1.6寸处，平第3肋间隙。

16. **华盖**：华盖，星名，又指帝王午盖。本穴内应肺脏，五脏六腑之精华，上朝于肺，肺居高位，垂布如盖，居心君之上，故名之。有宽胸利膈、止咳平喘之功能，主治：咳嗽气喘、胸痛、喉痹、胸痹。定位：于胸骨中线上，膻中穴上4.8寸处，平第1肋间隙。

17. **璇玑**：璇玑为古代观测天象的仪器。璇，美玉；玑，指不圆之珠，璇与玑又各为北斗七星之一。本穴居天突之下，胸腔之上，犹如斗运于天，机运于身，故名之。有宽胸利肺、止咳平喘之功能，主治：咳嗽气喘、胸痛喉痹。定位：仰卧或正坐仰靠，于胸骨中线上，约当胸骨柄中点，平第1肋上缘。

18. **天突**：天，上意；突，烟囱，引申为食管，气道。本穴位于璇玑上一寸，有宣通肺气、消痰止咳之功能，为治喉必点之所，为阴维、任脉之会穴。主治：哮喘、咳嗽、咽喉肿痛、咽干、呃逆、暴喑、瘿瘰、噎膈、梅核气等。定位：正坐仰头，胸骨上窝正中。

19. **承浆**：承，接受；浆，指口中津液。本穴在下唇沟正中凹陷处，犹盛储津液之器皿，故名之，系任脉、督脉、手阳明大肠经和足阳明胃经之会，有清热散风、开窍醒神之功能，为治疗神经、精神疾患之常用穴。主治：面肿、龈肿、齿肿、流涎、癫狂、口眼歪斜。定位：颏唇沟的正中凹陷处。

（十五）经外奇穴

1. **拦门**：拦，拦挡；门，门户，即神魂出入之门户。杨氏疗法中治疗脏腑疾患之开门秘穴，点通此穴，治疗脏腑疾病会取得事半功倍之疗效。定位：仰卧，腹正中线，脐上1.5寸处。

2. **印堂**：印，权威；堂，权之所居。杨氏疗法中治疗头面部疾患之开门秘穴，点通此穴，治疗头面部疾病能取得事半功倍之疗效。主治：头痛、眩晕、鼻渊、鼻衄、目赤肿痛、呕吐、失眠、产后血晕、小儿急慢惊风、三叉神经痛等。定位：两眉头连线中点。

3. **肩前**：有行肩臂气血、化风寒之功能，主治：肩痛不能举，上肢瘫痪或麻痹，肩关节及其周围软组织疾患。定位：正座垂肩，在腋前皱襞顶端与肩髃穴连线的中点。

4. **肩后**：信息功能与主治同肩前。定位：正座垂肩，在腋后与肩前相对处。

以上介绍了穴位在人体生命活动中的作用与治疗疾病的妙用，但是要想在临床中取得较好的治疗效果，一定要注意理、法、方、穴、术的综合应用能力。理：即病理、病因及治病机制，穴位应用机制，治疗疾病的原理；法：即施术方法、点穴方法、作用法则，功效之八法；穴：即针对不同疾病的不同选穴、配穴；方：即是穴位的配方及点按之方；术，即临床医术之熟练、功力深透、恰到好处。如此复杂的工程，望诸君刻苦习之，久而久之定能成为医林圣手。

第六章 中医推拿按摩师的内功修养

一、论人体内功修养

谈论起内功或者气功，人们会抱有不同态度或持不同观点，不同的文化修养直接影响着人们对内功或气功的不同认识或不同态度，内功一词大概只有在古老的中国传统文化中才能出现。

内功，可以理解为人体内部气机运动功能的外在表现，可以进一步理解为人们从事某一种专一文化修养，专注到一定程度"天道酬勤"而出现的一种内在功能或说气的功能的外在表现。

气功师的功能是人体内部功能的外在表现，中医推拿按摩师的文化修养不同，内功的外在表现不同，也就是医疗效果不同，所以古有中医推拿按摩师粗工、精工、巧工之分，现代有低级、中级、高级推拿按摩师之别。

那么，这种人体内部运动的物质是什么？运动关系是什么？师父研究认识到，这些内部运动物质，就是人们所说的精、气、神。运动关系是这三种物质既能合而为一，又能有不同的作用，又能相互作用、相互制约、消长。精能化气，气能化神，神能化精，同理，神能化气，气能化精，精能化神，精与神能化气，气又是精与神的载体；反之，精能耗气，气能耗神，神能耗精。同样，神能耗气，气能耗精，精能耗神，形成一种此长彼长，此消彼消的共存与共消长关系。长期进入境界，专心致志地专业修养，会使人们由精虚到精实、精充，由气散到气运气定，由神思到神往、神凝，人们达到精盈、气定、神凝的境界。从事专业活动，绝对会在某专业领域取得成果，为同行之骄者，当然，这也就是人体内运动功能的外在表现。

二、杨氏医疗内功锻炼法

我们已认识到内功物质、实际物质之间的关系与作用，为了更好地搞好临床，提高疗效，就应该长期认真、专注地抓好内功修养。我中华民族有灿烂的五千年文化，三皇五帝等杰出祖先们探讨、认识到人体五脏六腑的功能与机能、疾病的形成与医疗内功的修养，尤以《黄帝内经》为代表作。五千年来，许多先人探索了许多方法，论述内功的修养，尤其在 20 世纪 80 年代，成立了中国气功科学研究会，内功修养出现了百花齐放、百家争鸣的大好局面。修炼家们仁者见仁，智者见智，奉献、总结了许多内功修养的科学理论与科学修炼方法，对人类的祛病强身发挥了巨大作用。当然，不排除气功界也存在假、冒、伪、劣，但这不是主流，绝大部分内功修炼是好的。气功与其他事务一样，在自然规律的筛选下优胜劣汰，要提高对内功内涵作用的认识，各行各业的杰出者都要刻苦、长期、专注地修行、修炼内功，方能天道酬勤。武林界有一句话：习武不练功，到老一场空；中医推拿按摩界有一句话：推拿不练功，一辈子都稀松。说的是习武的人不练功，一辈子只落个花拳绣腿；推拿不练功，一辈子不会有好的疗效。并且，有"无功不通穴，从医犯大忌"之说。所以，中医推拿按摩工作者一定要刻苦练好医疗内功。

下面介绍一下杨氏医疗内功锻炼方法：

师父祖上为道家离门，有文字记载已十九代之久，传承中医学、武学（武术）、丹道学（气功、医疗内功）、易学（预测）传统文化。师父通过总结十八代先人与自己的选修经验与临床经验，崇古而不泥古、尚今而不媚今，取其精华、掘其糟粕，领悟祖国传统文化之渊源、奥秘之真谛，把中医、武术、内功之内涵相连、相融，创编了四套健身养生与医疗内功锻炼法。第一套是适合于广大社会人群选修的，依据中医养生原理，具有较强健身、保健、养生作用的锻炼法。因其针对每个人体部位做 4 套动作，每套动作做 8 次，共涉及人体 9 个部位，共计 288 个动作，所以，又称"九、四、八——二八八"，即中级中医推拿按摩师临床应用力气达到治疗骨伤科疾病选修的锻炼法。此法依据中医学与人体科学、武术、健身理论，对人体筋骨、经络系统中的络脉、十二筋经、十二皮部以及采气、运气、行气功能锻炼的功效。第三套杨氏医疗内功锻炼法适合于推拿按摩精工，即中级中医推拿按摩师选修。修炼此锻炼法不仅取得第二套锻炼法的锻炼效果，同时又可锻炼经络、气血及采气、运气、行气、发气。达到临床能调治人体局部经络，行气血、化瘀滞、除祛寒湿、消肿止痛的功效。第四套杨氏医疗内功锻炼法适合于中医推拿按摩巧工，即高级中医推拿按摩师，达到临床应用力、气、意（念力）治疗疾病的能力。此法依据丹道学、中医学、人体科学、武术健身高层次的深奥理论，对人体意念力（生命信息）有很强的锻炼、调节作用，如果刻苦研修，即可以将力、气、意（念力）高度结合，用于临床能达到得心应手、手到病除的境界，对各科疑难杂症取得显著疗效。这是一种高层次、高境界的道家无为医疗内功锻炼方法，需修炼者进入"天人合一"状态，实现"天人相应"，即摄取宇宙阴阳转化为人体阴阳的修炼活动。如能长期、认真修炼，得其真谛，既可祛病强身，又可运内功于指端点按不同经络腧穴，施以杨氏脏腑经络点穴疗法（已另书出版），达到调整经络气血，决生死处百病之目的。下面着重介绍医疗内功第二套与第三套锻炼法。

杨氏医疗内功第二套锻炼方法：

第二套锻炼法以功架、基本步伐、桩法、采气、行气、运气，是对人体精、气、神进行初步锻炼的基础锻炼方法，达到锻炼骨关节、经筋、经络、皮部，提高临床体能、推拿按摩的耐力、爆发力的目的。

起式：全身放松，两手垂于身体两侧，两眼平视，下颚微收，舌抵　　　　西分开，气沉丹田，左脚向左跨出半步与肩同宽，十趾　　　，两手变阴爪，十指对十趾向上抬起拉气（图6-1）。眉前　　　午印（图6-2），子午印为道家阴阳大印，喻为欲采集宇宙阴阳之意。

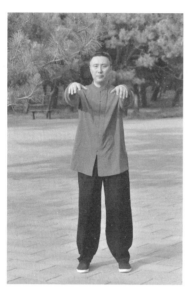
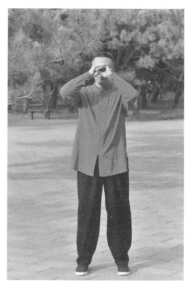

图6-1 起式　　　　　　　图6-2 结子午印

第一式：马步乾坤。口诀：融合天地抱阴阳。左脚再向左跨出半步，缓缓下蹲，形成马步，双脚、双膝内扣，双腿成圆裆，双脚采气运至腰部，再至双手，双手放松前举，高不过眉，掌心相对，两臂成圆状，环抱阴阳（图6-3），片刻收式，双手握拳、屈肘置于身体两侧（图6-4）。

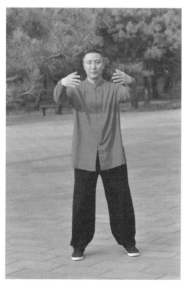
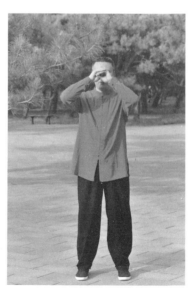

图6-3 马步乾坤　　　　　图6-4 马步乾坤收式

第二式：左右冲拳。口诀：腋下藏花气冲拳。①右冲拳：双脚采气运至腰部再运气于左臂、左拳，缓缓上举，过头护顶，拳心向上，同时，从腰部运气于右臂右拳，向前猛力、旋力冲击，拳心向下（图6-5）。收式，两拳置于身体两侧。②左冲拳：姿势同前，动作相反（图6-6），收式，两拳屈肘置于身体两侧。

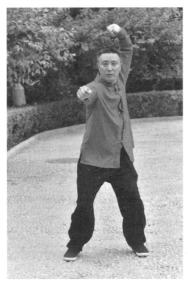 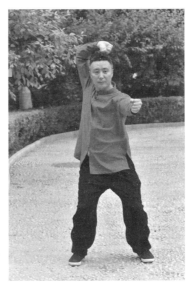

图6-5　右冲拳　　　　　　图6-6　左冲拳

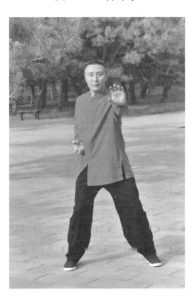 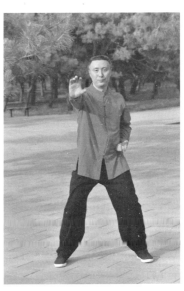

图6-7　左右亮爪一　　　　图6-8　左右亮爪二

第三式：左右亮爪。口诀：凌空亮爪逸五劳。两拳变爪，双脚采气至腰部，再运气至双臂至双爪，左爪向前击出抓空，随翻爪向后抓回，复置于体侧（图6-7），随后从腰部运气于右臂到右爪，向前击出抓空（图6-8），随翻爪向后抓回，复置于体侧。

第四式：力推华山。口诀：武士扬威力推山。两腿继续马步，十趾抓地，两脚采气上运于腰部，后运气于双臂双爪，双爪缓缓猛力向前击出（图6-9），后收双爪于体侧，再重复击出两次，收式，双爪复置于身体两侧。

第五式：白鹤亮翅。口诀：降龙缚虎鹤亮翅。双脚左先、右后向前并步，两脚采气至腰至双爪，身体直立，同时双爪变双掌猛力向左右两侧击出（图6-10）。收式，双掌置于身体两侧。

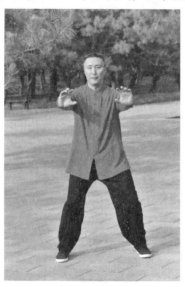 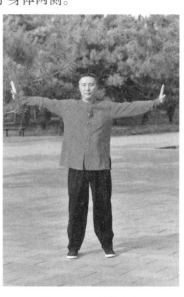

图6-9　力推华山　　　　　　图6-10　白鹤亮翅

第六式：单鞭开弓。口诀：后羿开弓欲射天。①右弓步开弓：右脚向前方迈出，前腿弓后腿绷直，身体居中垂直，双眼提神前视，呈单鞭步，右手掌变拳置于右腿膝盖上方，左手拳置于左侧腰部（图6-11）。双脚采气上运于腰，左拳沿耳部缓缓向上拔气于拳顶后向体后缓缓下压与肩平止，随后左拳沿口角缓缓向前拔气前伸，与肩平止，此时要求气运两拳，肩下沉，（图6-12），呈担山之式，片刻（图6-13）。然后

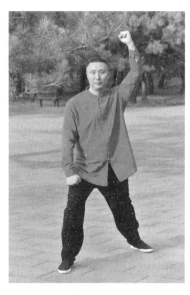

图 6 – 11　单鞭开弓右弓步开弓一

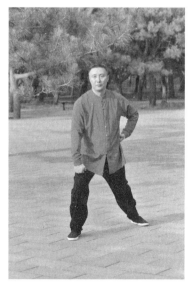

图 6 – 12　单鞭开弓右弓步开弓二

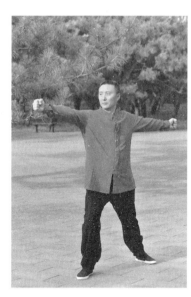

图 6 – 13　单鞭开弓右弓步开弓三

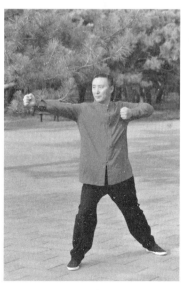

图 6 – 14　单鞭开弓右弓步开弓四

左拳拳心向内，突然内收（图 6 – 14），再紧接双拳同时上旋，左拳由下向后向上向前旋于体前，右拳向上向后旋于体前（图 6 – 12）。左手如握弓背，右手如扣弓弦，拳心向外，同时双手猛力向相反方向开弓（图 6 – 15），以锻炼两膀臂开弓之力，继而撤步打虎式，随转体左拳向下、向后、向上旋置于头顶，右拳向上、向前、向下置于右腿膝盖上方，左腿下蹲，右腿回撤，脚尖点地，虚步打虎式（图6－16）。②左弓步开弓，同上相反动作（图6－17、图6－18、图6－19、图6－20），收式，两拳置于身体两侧。

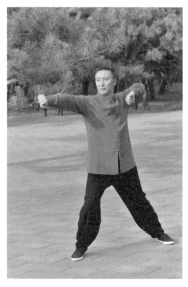
图6－15　单鞭开弓右弓步开弓五

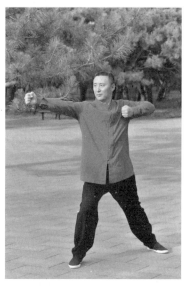
图6－16　虚步打虎式

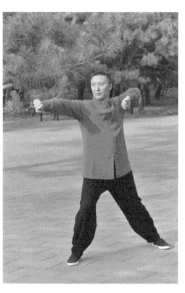
图6－17　单鞭开弓左弓步开弓一

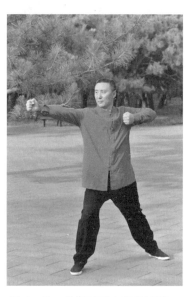
图6－18　单鞭开弓左弓步开弓二

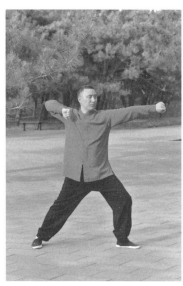

图6-19　单鞭开弓左弓步开弓三　　图6-20　单鞭开弓左弓步开弓四

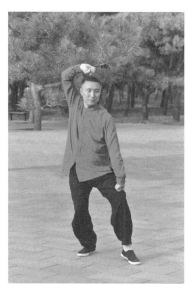

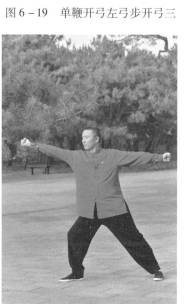

图6-21　单鞭冲掌右单鞭冲掌一

第七式：单鞭冲掌。口诀：单鞭冲掌运阴阳。①右单鞭冲掌，右脚向前方迈出，前腿弓，后腿绷，呈右弓箭步，身体垂直居中，右拳置于右膝膝盖上方，左拳置左侧腰部，双脚采气运于腰，左拳从左耳后缓缓拔气上举，气至拳顶，气拔足后缓缓向后压下与肩平，右拳从口角向前缓缓运气前伸，气运拳顶，呈担山之式（图6-21），要求两肩下沉身体正中，双目视提神望前方片刻，右拳缓缓张开五指呈爪状（图6-22），缓缓收回于口角处抓气，突然变掌五指伸直，向前击出，左拳保持原式（图6-23），然后，保持此式不动，再重复击出两次，收式，右脚回收并步，两手变拳，置于身体两侧。②左单鞭冲掌，同上式，动作相反（图6-24、图6-25、图6-26），收式，双拳置于身体两侧，此式要求长期锻炼达到双脚采气由十指发出的目的。

中医推拿按摩师的内功修养

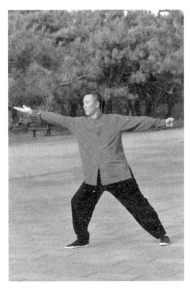 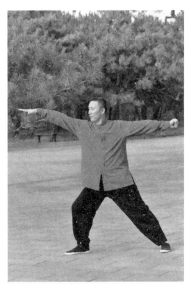

图 6 – 22　单鞭冲掌右单鞭冲掌二　　图 6 – 23　单鞭冲掌右单鞭冲掌三

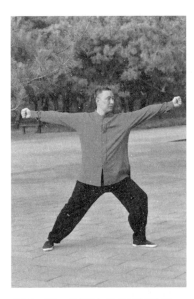 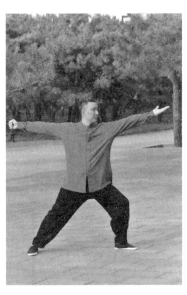

图 6 – 24　单鞭冲掌左单鞭冲掌一　　图 6 – 25　单鞭冲掌左单鞭冲掌二

　　第八式：丹田结印。口诀：气运丹田守安康。双手腹前结玄机印，男右手在下，女左手在下，距腹 10cm（图 6 – 27），两胯呈圆裆，两肩呈圆腋。下颌微收，微闭双眼，内视观鼻、观口、观心，口微闭，舌抵上腭，牙齿分开，口中津满缓缓一气吞下。时间不限。收式，眉前结子午印片刻。自由活动。

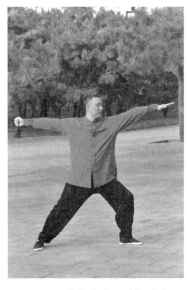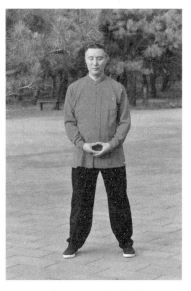

图 6 – 26　单鞭冲掌左单鞭冲掌三　　　图 6 – 27　丹田结印

第三套杨氏医疗内功锻炼法动静结合功法：

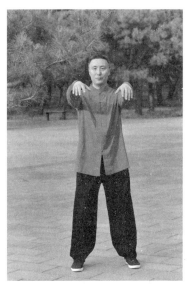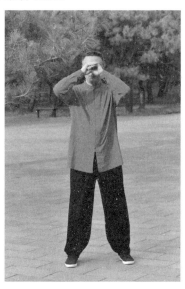

图 6 – 28　起式　　　　　　　图 6 – 29　结子午印

　　第三套医疗内功锻炼法锻炼功能与第二套医疗内功锻炼法锻炼功能基本相同，不同的是第二套医疗内功锻炼法以动功为主，锻炼气、力，但以锻炼耐力、爆发力为主。第三套锻炼法以动静结合为主，锻炼气、力，但以采气、行气、运气、储气、发气为主。为临床点穴、疏通经络气血、化解病灶打好基础。

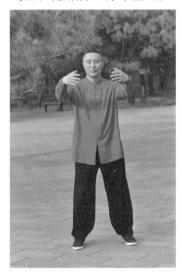

图6-30　环抱太极

起式，两腿叉开，与肩同宽，两手自然下垂，手心朝内，眼微闭，内视观鼻、观口、观心，两手变阴掌十指对十趾，向上抬起拉气（图6-28），眉前结子午印（图6-29）片刻。

第一式：环抱太极。口诀：平心静气抱阴阳。双脚不动，采阴阳气上运于腰，再运于双掌，十指放松前举，高不过眉，环抱阴阳，两臂呈圆状，手心相对（图6-30），采阴阳气下运于丹田，再下运于双脚，形成阴阳气场。

第二式：掌推乾坤。口诀：气运乾坤调升降。双脚不动，采气上运于腰，双手下移，采气胸前抱球，上下阴阳掌。左手在下，右手在上，两手相距10~20cm，距胸10cm（图6-31），转掌，右掌推向右上方，左掌推向下方，推（图6-32）。胸前转球，左掌推向上方，右手推向下方，推（图6-33）。重复上述动作，转球，右推。转球，左推。转球，右推。转球，左推。收式，胸前抱球。

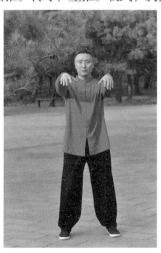

图6-31　掌推乾坤一

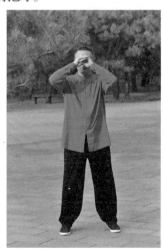

图6-32　掌推乾坤二

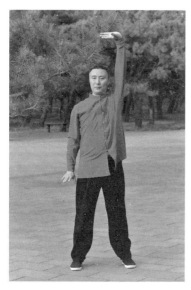

图6-33 掌推乾坤三

第三式：观海望月。口诀：五劳七伤把月望。双脚不动，采气上运于腰，右推掌，推。转动踝、膝、胯、腰、颈关节左转体，双眼望右脚跟（图6-34）。回式，转球，左推掌，推。转动踝、膝、胯、腰、颈关节右转体望左脚跟（图6-35）。重复上式动作，换式，转球，推掌，左望月。换式，转球，推掌，右望月。换式，转球，推掌，左望月。换式，转球，推掌，右望月。收式。两手置于身体两侧，掌心朝上。

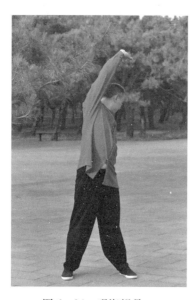

图6-34 观海望月一

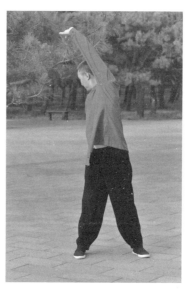

图6-35 观海望月二

第四式：狮子吼山。口诀：开胸解郁登山冈。左弓步登山。左脚向左前方迈出，前腿弓，后腿绷，十趾抓地，采气上运于腰。双手变阴爪，前按，如按山冈，腰向下塌实、挺直呈45°角，抬头，张大口，提丹田气，吼（图6-36）。收式，两掌呈阳掌置于身体两侧。右弓步登山。右脚向右前方迈出，前腿弓，后腿绷。十趾抓地，两手变阴爪前按，如按山岗，身体呈45°，抬头，张大口，吼（图6-37）。收式。呈左弓式登山，吼。收式。重复上述动作两次，收式。两掌呈阳掌，置于身体两侧。

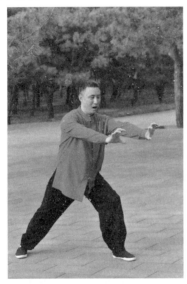 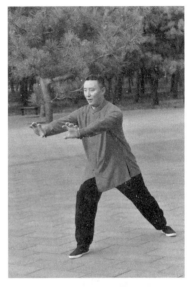

图6-36 狮子吼山一　　　　　　图6-37 狮子吼山二

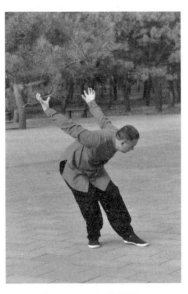 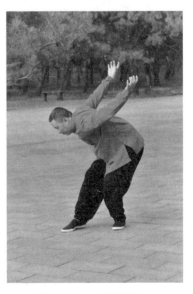

图6-38 大鹏展翅一　　　　　　图6-39 大鹏展翅二

第五式：大鹏展翅。口诀：提神明目双翅展。双脚不动，采气上运于腰，两手呈鹰爪向后上提，两臂呈展翅状，腰向下弯，两眼提神，搜寻地面，转动踝、膝、胯、腰关节，向左转体90°（图6-38）。两眼提神搜寻地面，转动踝、膝、胯、腰关节，向右转体180°（图6-39）。重复上述动作两次。收式。两掌呈阳掌置于身体两侧。

第六式：乌龙搅海。口诀：松动筋骨搅海疆。左脚向左跨出半步，右掌呈阳掌，四指伸直，大指弯曲，随体向左击出90°，左手变阴掌搅海随体向右摆动90°呈反阳掌，四指伸直，大指弯曲（图6-40）。左手变正阳掌随转体向右击出180°。同时，右手变阴掌气运肘尖向右击出于右身位身体平行处，小臂下垂于身后向右搅海，于左身位时变反阳掌（图6-41）。重复上述动作两次。收式。左脚回收，两掌呈阳掌置于身体两侧。

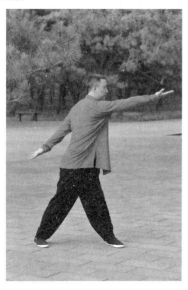 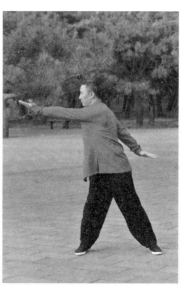

图6-40　乌龙搅海一　　　　　图6-41　乌龙搅海二

第七式：童子献佛。口诀：提举中气来献佛。提右腿呈金鸡独立式，转掌，左手在上，右手在下，胸前抱球献佛（图6-42）。片刻。换式。提左腿呈金鸡独立式，转球。右手在上，左手在下，抱球献佛，片刻（图6-43）。重复上述动作两次。收式。

杨氏推拿

按摩疗法

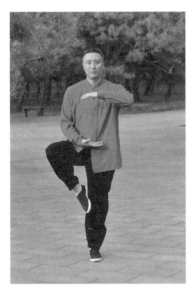

图 6 - 42　童子献佛一

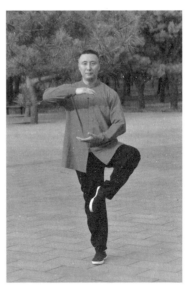

图 6 - 43　童子献佛二

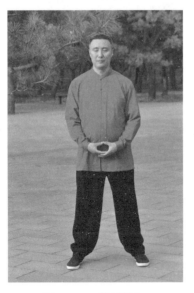

图 6 - 44　丹田结印

第八式：丹田结印。口诀：气运丹田享安康。双手腹前结玄机印，男右手在下，女左手在下，距腹10cm，两胯呈圆裆，两肩呈圆腋。下颌微收，微闭双眼（图6 - 44），内视观鼻、观口、观心，口微闭，舌抵上腭，牙齿分开，口中津满缓缓一气吞下，时间不限。

收式：眉前结子午印，片刻，两臂放松下垂，两眼缓缓睁开，提神远望，片刻，自由活动。

师父为什么临床治疗效果这么显著，甚至被患者称为"神"？其中奥秘何在？师父不是神，是因为师父掌握了两种传统文化。一种是中医学传统文化，使师父能辨病因、懂病理、明病性、知病位、施妙法，施祖传绝技"杨氏脏腑经络点穴疗法"，此疗法既体现了中医整体观，又突出辨证施治，疗效显著；另一种是医疗内功科学技法，临床应用医疗内功点穴，具有极强的疏通经络气血、化解病灶、消除病因、祛病强身的治疗作用。两种文化瑰宝的有机结合，绽放出更加灿烂的光辉，因其确实做到"调整经络气血，决死生、处百病"，临床实践证明对各科疑难病症均有很显著的疗效。这说起来容易做起来很难，难在爱好或从事此业者要精研中医传统文化，真正做到能辨病因、懂病理、明病性、知病位、施妙法；二要刻苦研修医疗内功，积累很强的医疗内功能量，具备能疏通经络、化解病灶、消除病因、祛病强身的治疗疾病的能力。先人云"心不近佛不以为医，才不近仙不以为医"，这"近佛""近仙"具有极深奥的哲理，是一种极高的境界，对于所有有志从医者提出了极高的标准与要求。佛、仙者，想的、做的、讲的是空、无，四大皆空，无为、无欲，即无邪念、无邪欲、无邪为，善良慈悲为怀、济世救人为己任，意为要求立志从医者要做到与众不同，超凡脱俗，要有高尚的医德修行。

要进入佛、仙的境界，专心致志地精研中医学辨病之理、诊病之术、医病之法，要向佛、仙那样以普救众生为己任，修筑功德，用现代语言讲，为人民服务，治病救人，不能见利忘义，才能成为一名医德高尚、医术高明的医生。师父就是因为深刻理解、领悟了这两句名言的内涵、哲理，严格律己，刻苦研修传统文化，取得今日得心应手、调治百病的独特医技。古人云"吃得苦中苦，方得甜上甜""天道酬勤"，立志从医的同仁与后生们，刻苦努力吧。尤其从事中医推拿按摩工作的人员，不用药，不借助任何器械，只靠一双手要调治百病，要比从事其他方法治病的医生付出更大的代价、更多的汗水，师父称此为"燃烧自己、照亮患者"，从事中医推拿按摩工作者要保证临床较好的医疗效果，需要每天修炼医疗内功，一要清静心；二要松静身，而且贵在坚持，持之以恒，不具备"近佛""近仙"的境界是很难做个好中医师的。

三、认识人体精、气、神

（一）首先要深入研究人体科学

我们祖先认识到人体存在着三大系统，名曰：精、气、神。精——人体物质系统；气（阳）——人体能量系统；神（阴）——人体信息指令系统。也就是说，人生命体是由精、气（阳）、神（阴）构成。下面我们来分别分析、研究、认识人体三大系统。

1. **人体物质系统——精**：精转化物质，父精母血在气（阳）与神（阴）的作用下有序地生成、生长，化生为人体，成为有形的骨骼、肌肉、津液、五脏六腑及各种器官乃至细胞，精又是气（阳）、神（阴）的载体。

2. **人体能量系统——气**：气是人体能量物质，即人体元阳之气，与人体神（阴）相以为用，使人体有秩序地生成、生长，有序地完成各种生命活动，并主宰人体阳性物质的秘平。师父认识到其为生命之火，燃于命门，布于经络；命门之火蒸胃、胆之液为血液，输于心，行血脉之道，温煦周身；另煮肾水为精液以养天癸，以供生殖；另炼精液为髓，储于骨洞，以养骨、以养体、以养神、以备后用。

3. **人体秩序信息系统——神**：神是人体生命秩序信息物质，输布人体生命活动调控指令秩序信息，简称生命序信息，即人体元阴之气，与人体气（阳）相以为用，使人体有序地生成、生长，有秩序地完成各种生命活动，并主宰人体阴性物质的秘平。师父认识到神息藏于心，颁布于头脑，行令于十二官，有秩序地调控指令，完成人体各种生命活动；另传于心包，输布于三焦，布令于周身，调控人体阴性物质。

《素问·阴阳应象大论》中论述到："阴阳者，天地之道也，万物之纲纪，变化之父母，生杀之本始，神明之府也，治病必求于本""夫自古通天者，生之本，本于阴阳。"治病必求治本，必求调整阴阳也，《素问·生气通天论》中云："得神者昌，失神者亡""阴阳离决，精神乃亡。"所以我们应认识到阴阳在人体生命活动中的重要作用，诊病辨阴阳，治病要平衡阴阳。

有生命的人体，神足形足，神衰形衰。反过来说，生命人体，形足神足，形衰神衰。

（二）人体精、气、神的相互作用

精（人体）为气（阳）、神（阴）的载体，又接受气（阳）、神（阴）对本体的反作用，即是在气（阳）与神（阴）作用下有序地生成、生长，并有序地完成各种生命活动。我们可以这样认为，如果精（人体）健康、正常，人体的气（阳）、神（阴）就正常，人体的生命力信息与生命秩序信息的发挥、发布亦正常，人们会感觉到神清气爽。同理，如果因不同病因影响所致精（人体）不健康、不正常，人体的气（阳）、神（阴）就会受到影响，人体就会感觉到不舒服或酸、麻、胀、痛、冷、热、眩、晕的疾病症状感觉，或神疲、气亏的感觉。反过来讲，如果人体气（阳）、神（阴）发挥、发布正常，精（人体）就健康，就会感觉到身轻体健，同理，如果因不同病因所致人体气（阳）、神（阴）发挥、发布指令不正常，就会影响到精（人体）不正常、不健康，人们就同样会感觉到酸、麻、胀、痛、冷、热、呕、泻、眩、晕的疾病症状或身重体乏的感觉。大量的临床实践证明只要能做到化解病因、病灶，平衡阴阳，就能根治疾病。师父临床只凭一双手能调治百病即是因为此理，师父所施脏腑经络点穴疗法外治体表，内调脏腑，体现了对人体精、气、神的全面调治，展示了疗法的独特与科学性。

　　"神"负责有秩序地指令调控气化作用继而作用于"精"，也就是生命体的指令信息系统指令阴阳二气的气化作用，充实物质系统，使物质系统健康有序地生长、运动。一系列有序的、正常的内运动，能使生命体物质，即生命体的形体充盈，外运动正常、有序。反过来说，充盈的、健康的、正常的人体外运动，能增强人体内运动，使五脏六腑、四肢百骸、筋骨皮肉功能正常，形体健康强壮，也能使信息指令系统有序正常发挥。中医学临床利用这一原理四诊首推望诊，所以有经验的中医师只通过望诊望神态，便知生命体的阴阳气机与健康程度，通常人们所说的"望而知之谓之神"，健康的人精与神俱旺也就形神兼备，源于何因？源于阴阳精气气化作用正常，气可化精，精可化神，神可化气，即为中华武术所练之精髓，中华医学治病之根本。

　　神如何作用于精、气？中医学认识到"心藏神，主血脉，主神志。在志为喜，在液为汗，在体合脉，其华在面，在窍为舌。肺藏魄主气、司呼吸，主宣发和肃降，调通水道，朝百脉，主治节，在志为忧，在液为涕，在体合皮，其华在毛，在窍为鼻。脾藏意，主运化，主升清，主统血，在志为思，在液为涎，在体合肌肉，主四肢，在窍为口，其华在唇。肝藏魂，主疏泄。主藏血，在志为怒，在液为泪，在体合筋，其华在爪，在窍为目。肾藏志、藏精，主水，主纳气，在志为恐，在液为唾，在体为骨，主骨生髓，其华在发，在窍为耳及二阴等气机与功能的生命活动"。

那么"气""神"又是怎样运行和发挥作用的呢？由上所知，因为气神是看不见的无形物质，这两种神秘物质运行在人体的神秘系统里，所以它们的运载系统一定无形，这个系统就是经络系统。

我们已知经络无形，经络里面运行的气血当然应该是无形的，也绝不是呼吸的气与流动在血管里的血液。

所以说，人生命体内有两种气血，一种是有形之气血，即运行在呼吸系统的气和流动在血管里的血液。另一种是无形之气血，是运行于经络中的气血。

中华民族智慧的祖先们认识到这种人体生命的重要物质，还认识到这种生命物质在人体生命活动中的重要作用。《灵枢·经脉》云："经络者，所以能决死生，处百病，调虚实，不可不通。"又云："阴阳者，天地之道也，万物之纲纪，变化之父母，生杀之本始，神明之府也，治病必求于本。"（《素问·阴阳应象大论》）

所以，经络气血通则健，经络气血塞则病；经络气血存则生，经络气血消则亡。中医学的内治法——内服中草药或中成药；外治法——推拿按摩、针灸、拔罐、刮痧、砭石等，均是运用一个原理，即疏通经络气血，平衡阴阳，通过调整生命体的气、神，使人体各器官气机功能正常发挥。

流水不腐，户枢不蠹。流动的水不会腐变，自然界的现象说明生命源于运动，运动就有生命力，可以防病，完全可以比拟人体的疾病。由于经络气血失常，出现郁滞或瘀滞，久之会变质。疏通补充经络气血，气化作用重新恢复或增强，郁滞、瘀滞、凝滞的病灶得到化解，就不会出现病变或可以消除病变，恢复健康。

由上可见，精：物质系统；气：能量系统；神：信息调控指令系统，三大系统构成完整的生命体。物质系统是人体的基础物质，是能量与信息指令系统的载体。阴阳，即能量系统力信息、信息指令系统序信息，完成人体的生命活动，也就是有了中华智慧祖先认识到的阴阳二气作用于人体的物质系统。也就是有了能量系统力信息、信息指令系统序信息作用于物质系统才构成完整的生命体，作用生命体的生、长、壮、老、死。《内经》云："阴阳离绝，生命乃亡。"师父于临床，仅凭一双手施以杨氏脏腑经络点穴推拿疗法能"决死生、处百病"，体悟作歌云："脏腑十二根，经气运全身，里外皆条达，必生精气神。"愿读者认识中医学，通过调治经络气血祛病强身，具有良好的精、气、神。

第七章 中医推拿按摩临床技法

《医宗金鉴》说："一旦临证，机触于外，而巧生于内，心随手转，法从手出。"道出了中医推拿的最高境界与要求。"一旦临证，机触于外，而巧生于内"，说的是中医推拿按摩诊断与治法、治则的确定。"心随手转，法从手出"，说的是落实治法、治则需要正确的、准确的、熟练的、信息能量充足的手法。作为中医推拿按摩工作者，这里的手法两个字，不能从字义上片面地理解为治疗手法，而应从前文中认识到人体为无数信息组成的信息体，人们在健康状态下，人的精、气、神作用正常，人体信息流畅，无任何疾病反应。反之，如果人们在疾病状态下，在人体某系统或局部产生病灶，障碍人体能量信息正常流畅，运行受阻，出现酸、麻、胀、痛、冷、热、乏、晕的感觉。中医推拿按摩就是化解病灶，对人体进行信息调治的过程。所以，应认识到"手法"的"法"，也就是医疗内功体现在推拿按摩师指端的能量信息物质。在民间古老的武术界，流传着这样一句话："习武不练功，到老一场空。"意思是，习武之人不修炼内功，到老也是花拳绣腿，没有较强的攻击能量。中医推拿按摩同理，如不修炼医疗内功，体现在双手和指端的能量就差，就会影响治疗效果。

所以说，中医推拿按摩师必须有准确、正确、熟练的手法和长期修炼的医疗内功，这是临床效果的前提保障。不仅点穴如此，就是最简单的抓法亦是如此。

下面介绍脏腑经络指针疗法临床常用的20种手法及产生功效八法与步骤。

一、临床手法简介

这里着重介绍手法功效与手法的方法、念力、步法的要求，认真领悟，做到手、眼、心、法、步的和谐统一。

（一）推法

1. 方法

推属合顺、散分、消下之法，循经而推，疗效功倍。

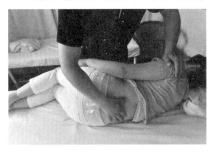

图7-1 指推法

（1）指推法：用大拇指端或螺纹面接触作用部位做平缓、力度匀称的向前直线推动动作，要注意念力集中指端作用面（注：念力为意念与内力即内功），腕部放松，大指指关节紧贴二指关节，起保护大指作用，沉肩，坠肘，悬腕，双腿弓箭步，力度、频率、方向视化解病灶所需补、泻而定（图7-1）。

（2）掌推法：用掌根在治疗部位做直线推动动作，要注意：念力集中掌根，沉肩、坠肘，肌肉放松，双腿弓箭步，力度、频率视化解病灶程度而定（图7-2）。

（3）肘推法：屈肘，用肘尖接触治疗部位做向前直线推动动作，注意力集中于肘尖，沉肩、坠肘，肌肉放松，双腿马步，力度、频率视化解病灶所需而定（图7-3）。

2. 功效：推而顺之，推而散之，推而通之，推而下之。有舒筋活络、增强肌肉兴奋度、促进血液循环、疏通经络气血、化解病灶之功效。

（二）拿法

拿法属通法、下法、散法。

1. 方法

（1）抓拿法：用手抓捏治疗部位的软组织经筋，顺序向下移动，

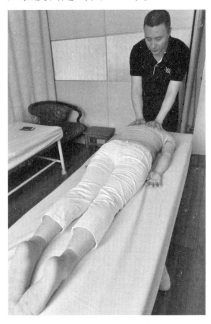

图7-2 掌推法

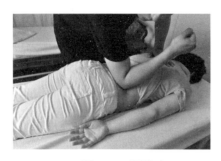

图 7 – 3 肘推法

双腿马步，注意念力集中于指端，沉肩、坠肘，力度、频率视化解病灶所需而定（图 7 – 4）。

（2）点按拿法：双手拇指对称作用治疗部位，循经或病灶交替顺序向下点按，双腿弓箭步，使病灶散解或顺下。力度、频率视化解病灶性质而定（图 7 – 5）。

2. **功效**：拿而散之，拿而下之。拿法常用于化解腹部病灶，起到化瘀、散结、泻下、归经之功效。

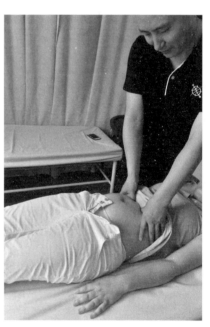

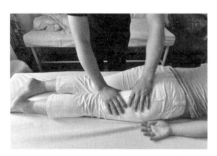

图 7 – 4　抓拿法　　　　　　　图 7 – 5　点按拿法

（三）点法

1. 方法

（1）指点法：指针疗法即以指代针，点按治疗所需腧穴。注意念力集中于指端，沉肩、坠肘，由轻到重，双腿马步，是脏腑经络指针疗法疏通经络气血必用之法。力度、补泻、时间视病灶性质而定。

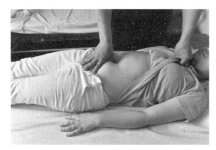

图 7 - 6　拇指点法

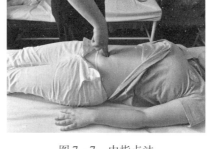

图 7 - 7　中指点法

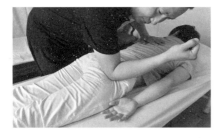

图 7 - 8　点法（肘点法）

（2）点法即用拇指、中指、肘尖点穴，是以指代针刺激治疗所需腧穴，实际是医师运用医疗内功点按腧穴，增强经络气血，带动患者经络气血运行，增强气化作用，化解病灶，达到平衡阴阳，治疗各种疾病的目的，是调整人体生物信息最重要的治疗方法。

（四）按法

1. 方法

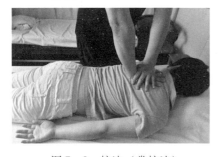

图 7 - 9　按法（掌按法）

（1）掌按法：用双手掌垂直或斜向用力下按或连续移动下按所需治疗部位的治疗方法，双腿马步或弓箭步，注意念力集中于手掌，沉肩、坠肘，力度、频率视化解病灶所需而定（图 7 - 9）。

（2）指按法：用拇指指端或指腹垂直或横向按压所需治疗病位，双手掌垂直或斜向用力下按或连续移动下按所需治疗部位的治疗方法，注意念力集中于手指端或指腹，沉肩、坠肘，双腿弓箭步，力度、频率视病灶所需而定（图 7 - 10）。

2. 功效：按而合之，按而复之。掌按法和指按法多用于椎体或关节整复，背部掌按法常可得到和中理气之功，如闪腰、岔气痛施此法即愈。

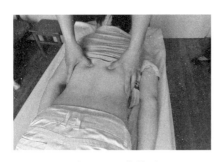

图 7 – 10　指按法

（五）搓法

1. 方法

（1）单掌搓法：用手掌掌根、大鱼际、小鱼际对所需治疗部位做直线单向搓摩，念力集中掌根，沉肩、坠肘，双腿弓箭步，力度、频率、时间视化解病灶所需而定（图 7 – 11）。

（2）双掌搓法：用双掌夹住治疗所需部位相对用力快速揉搓，并向肢体远端单向连续向下移动揉搓，念力集中双掌心、劳宫穴，沉肩、坠肘，双腿马步，力度要大，速度要快向下，移动要慢（图 7 – 12）。

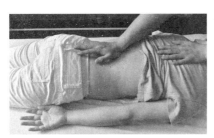

图 7 – 11　（单掌）搓法

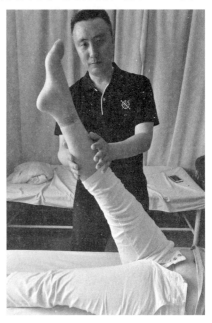

图 7 – 12　（双掌）搓法

2. 功效：搓而温之，搓而散之。单掌搓多用于腰背部、胸腹部，具有温通散寒之功，可温经通络、行气活血、消肿止痛、健脾和胃、调和营卫，尤是感冒或寒痹不可缺少的手法。双掌搓常用于四肢部，有调和气血、舒筋活络之效。

（六）摩法

1. 方法

（1）单掌摩法：用单手掌吸定所需治疗部位做顺时针或逆时针旋转摩擦动作，注意念力集中于掌接触面，沉肩、坠肘，双腿马步或弓箭步，力度、左右旋、频率、时间视化解病灶所需而定（图7-13）。

（2）指摩法：用食、中、无名指指端或指腹吸定所需治疗部位做匀称的环旋运动，注意念力集中于手指端，沉肩、坠肘，弓箭步，力度、左右旋、频率、时间视化解病灶所需而定（图7-14）。

2. 功效：摩而温之，温而血行之，温而寒散之。本法常用于胸腹腰背尤以腧穴为重点，具有活血散结、和中理气、消积导滞、通经散寒、补阴升阳之功效。

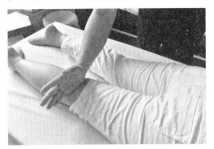 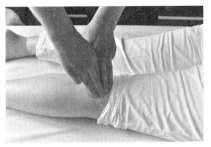

图7-13　（单掌）摩法　　　　　图7-14　指摩法

（七）揉法

1. 方法

（1）掌揉法：用手掌附着于所需治疗部位，轻柔地边做环旋动作边向前缓慢移动，注意沉肩、坠肘，念力集中于掌接触面，双腿马步或弓箭步，力度、频率、时间、左右旋视化解病灶所需而定（图7-15）。

（2）指揉法：指揉法有单指揉、双指揉和多指揉（图7-16）。

单指揉多力度重，含拨动揉合之意而化解病灶（图7-17）。

双指揉多用双手拇指作用于颈椎对称化解病灶之用；多指揉多用于脏腑经络指针疗法运腹化解病灶施法。注意念力集中于手指端，沉肩、坠肘，肌肉放松，双腿马步，力度、左右旋、频率、时间视化解病灶所需而定（图7-18）。

杨氏推拿

按摩疗法

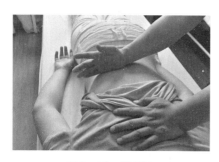

图 7-15　掌揉法

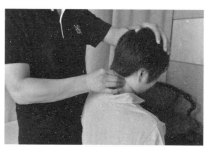

图 7-16　指揉法

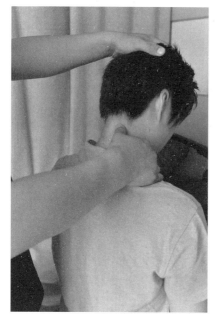

图 7-17　单指揉法

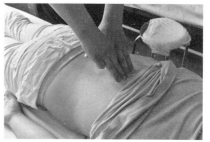

图 7-18　双指揉法

2. 功效：揉而散之，散而行之。揉法轻柔和缓，常用于腰腹疼痛、胸闷肋痛、便秘、泄泻等肠胃疾患以及外伤引起的红肿疼痛，具有宽胸理气、消积导滞、活血化瘀、消肿止痛、温经散寒之功效。

（八）捻法

1. 方法

（1）掌捩法：多以除拇指外其余四指掌背侧掌指关节面附着于所需治疗部位做向前或缓转匀称运动。注意念力集中于掌指关节面，沉肩、坠肘、双腿马步，着力适度、连贯，力度、频率、时间视化解病灶所需而定（图7-19）。

（2）双掌搋法：双掌的拳心为轴吸定于所需治疗部位着力适度地向前搋压、滑动。此法多施于脏腑经络指针疗法，施法于上下腹部，化解病灶之用。注意念力集中于双掌面，沉肩、坠肘，双腿弓箭步，力度、频率、时间、次数视化解病灶所需而定（图7-20）。

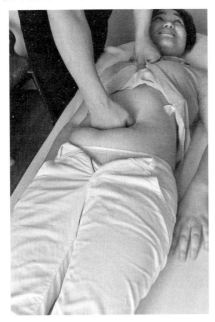

图7-19　掌搋法

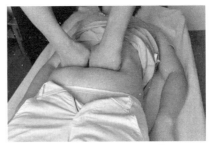

图7-20　双掌搋法

2. **功效**：轻搋合之，重搋下之，掌指着力搋多用于四肢、经筋部位，对风湿痹痛、麻木不仁、肢体瘫痪等具有活血舒筋、滑利关节、缓解痉挛之功。双拳搋法多用于腹部治疗，具有活血化瘀、软坚散结、和中泻下、平抑阴阳之功效。

（九）舒法

1. **方法**：用双拇指指端或指腹沿肋间或治疗部位匀称、平稳地舒抹。注意念力集中于指端、指腹，沉肩、坠肘，双腿马步，力度、频率、速度、时间、遍数视化解病灶所需而定。

2. **功效**：舒而理之，舒而化之。偏腹舒抹多用于额、面部，具有疏风镇痛之功（图7-21）；指端舒抹常用于胸肋两侧，具有理气和中、化痹清痰之效（图 7－22）。

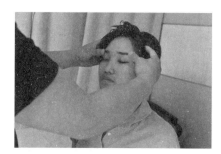

图 7－21　偏腹舒法

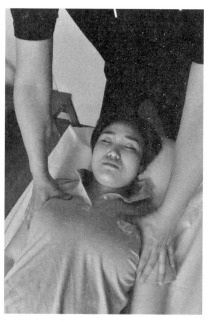

图 7－22　指端舒法

（十）抖法

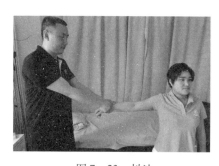

图 7－23　抖法

1. 方法

　　双手握持上肢腕部、大腿踝腕部，抖动肢体的治疗方法。注意念力要集中于双手并力争传导到所需抖动部位，沉肩、坠肘，双腿弓箭步，力度、频率、时间、次数视化解病灶所需而定（图 7－23）。

　　2. 功效：抖而理之，抖而解之。抖法具有理顺经筋、解挛缓痉、行血除湿之功。

（十一）拍击法

　　1. 方法：单掌沿体表经筋走向连续移动拍击，注意念力集中于单掌劳宫穴，沉肩、坠肘，双腿马步，力度、频率视受术者体质而定（图

7 - 24)。

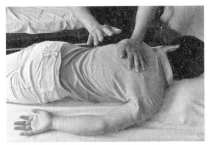

图 7 - 24　拍击法

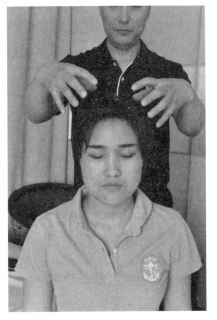

图 7 - 25　十指叩击法

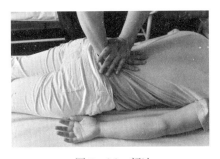

图 7 - 26　颤法

2. **功效**：击而舒之，击而散之。单掌拍击法常用于双肩、后背、双腿肌肉丰满处，可缓解运动疲劳，有解乏松痉、补血消肿之功效。

（十二）十指叩击法

1. **方法**：用双手十指端沿头部前发际向头后移动的叩击运动。注意念力集中十指指端，肌肉放松，沉肩、坠肘，双腿马步，力度、频率视化解病灶所需而定（图 7 - 25）。

2. **功效**：十指叩击法常用于头部，具有祛痛祛寒、舒风解痉之功效。

（十三）颤法

1. **方法**：用双掌劳宫穴相重叠，左手在上，右手在下，吸定治疗部位高频率颤动。注意念力集中于双掌劳宫穴，沉肩、坠肘，双腿马步，力度、频率、时间视化解病灶所需而定（图 7 - 26）。

2. **功效**：颤而松之，震颤之法常用于肌肉痉挛、痹证等，以激活深层组织。

（十四）震法

1. **方法**：单手握空拳沿椎体

连续有节律地震击，注意念力集中于鱼际，沉肩、坠肘，双腿马步，力度、频率、时间视化解病灶所需及患者体质而定（图7-27）。

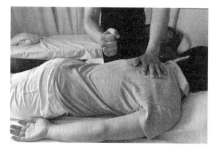

图7-27 震法

2. **功效**：震而散之，震而解之，震而透之。震法常用于寒湿凝滞之处，作用深透，有解痉散结、活血化瘀之功效。

（十五）拔法

1. **方法**：双手握定所需治疗部位，用力向肢体远端拔抻、牵引的治疗方法。注意念力集中于双手，沉肩、坠肘，双腿弓箭步，力度、时间视松解病灶所需而定。

2. **功效**：拔而扩之，拔而顺之。拔法乃正骨手法实施前的重要准备手法，具有理顺关节经筋、扩大关节间隙之功效（图7-28、7-35）。

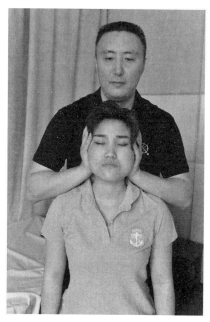

图7-28 拔颈椎法

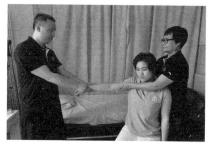

图7-29 拔肩法

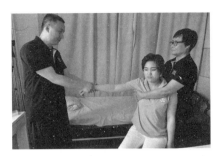

图 7 - 30　拔肘法

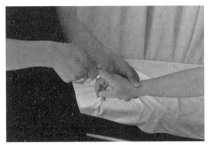

图 7 - 31　拔指法

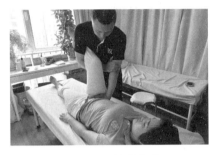

图 7 - 32　拔髋体法

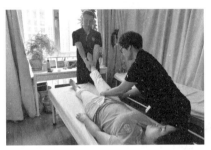

图 7 - 33　拔膝法

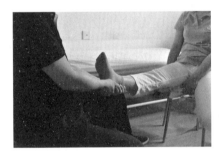

图 7 - 34　拔踝法

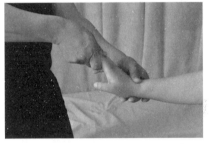

图 7 - 35　拔腕法

（十六）扳法

1. 方法

（1）颈项部旋转扳法一：患者坐位，术者站在患者背后，双手掌托夹住头后颅骨下缘，向上托起拔抻，向治疗方向旋转，到一定程度时猛力旋扳动作，可闻及筋骨复位音。注意念力集中于双手，沉肩、坠肘，双腿马步，是否施术视松解病灶程度而定（图 7 - 36）。

（2）颈项部旋转扳法二：患者坐位，术者站患者身后，嘱患者颈前屈到某一需要角度后，术者肘部弯曲托住患者下颚部，手扶枕部，另一手则托住肩部，使头向另一侧旋转至最大限度时实施扳法，可闻及筋骨复位音。注意念力集中于施术手时，肩肘放松，双腿马步，是否施术视病灶松解程度而定（图7-37）。

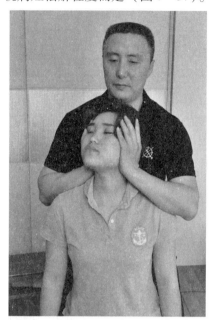

图7-36　颈项部旋转扳法一

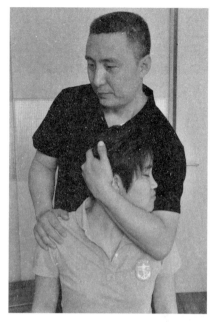

图7-37　颈项部旋转扳法二

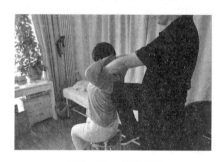

图7-38　扩胸扳法

（3）扩胸扳法：患者坐位，令其双手交叉扣住置于项部，术者双手托住患者两肘，并用一侧膝部顶住患者背部，配合深呼吸做扩胸牵引扳法。注意念力集中双手与术膝，单腿金鸡独立步，力度视病灶所需而定（图7-38）。

（4）胸椎扳法：患者坐位，令其双手扣住置于项部，术者双手扣住患者前臂下端，并用一侧膝部顶住患者胸椎施术部，术者两手同时向后上方向用力扳动。注意念力集中于双手与施术膝部，单腿金鸡独立步，双手与术膝同时用力，力度视病灶所需而定（图7-39）。

（5）腰部侧扳法：患者侧卧位，医生用一肘抵住患者肩前部，一肘抵住臀部，或一肘抵住患者肩后部，另一肘抵住髂前上棘部，腰部作被动旋转至最大限度，双肘同时用力做相反方向扳动。注意念力集中于双肘，沉肩、坠肘，双腿马步，是否施术要视病灶松解程度而定（7-40）。

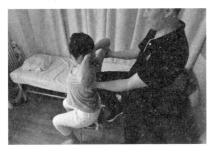 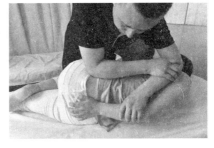

图7-39　胸椎扳法　　　　　　　　图7-40　腰部侧扳法

（6）腰部直立旋扳法：患者坐位，术者站在患者体侧，固定患者下肢，术者一手托住患者肩后部，一手抻入患者腋下勾住肩前部，双手同时用力向相反方向扳动。注意念力集中于双手，沉肩、坠肘，双腿小弓箭步，是否施术视病灶松解程度而定（图7-41）。

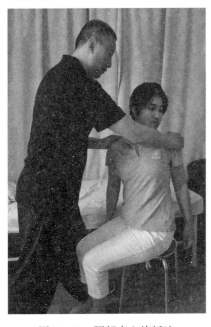 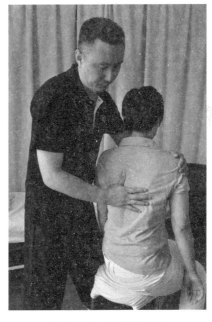

图7-41　腰部直立旋扳法　　　　　图7-42　腰部弯扳法

（7）腰部弯扳法：患者坐位，腰弯至需要角度，术者站在患者体侧，一手拇指抵住所需扳动的椎体棘突（左旋用右手，右旋用左手），另一手勾住患者肩背部（左旋用左手，右旋用右手），使患者腰部前屈位时，再向患侧旋转，旋转至最大限度时，再使其腰部向健侧侧弯方向扳动。注意念力集中于术指与术手，沉肩、坠肘，双腿大弓步，前弓腿固定患者下肢，是否施术视病灶松解程度而定（图7-42）。

（8）腰部后伸扳法：患者侧卧位，术者一手托住患者双膝部，缓缓向上托起，另一手压在患者腰部患处，当腰后伸到最大限度时，双手同时做相反方向扳动。注意念力集中于双手，沉肩、松肘，两腿弓箭步，是否施术视病灶松解程度而定（图7-43）。

（9）腰部后提腿扳法：患者俯卧位，术者侧站立，一手握住患肢踝腕部或膝部，缓缓向上提起，一手紧压住腰部施术部位，当患腿提到最大限度时，双手同时做相反方向扳动。注意念力集中于双手，沉肩、松肘，两腿弓箭步，是否施术视病灶松解程度而定（7-44）。

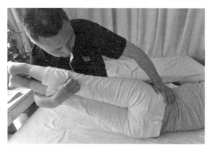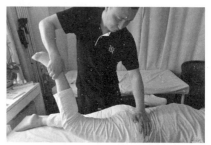

图7-43 腰部后伸扳法　　　　　图7-44 腰部后提腿扳法

所有扳法都需要注意的共性问题是：视病情与病灶松解程度，动作姿势正确，施术准确、果断、快速，争取一次施术成功，双手动作配合协调，扳动幅度一定不要超过各关节的生理活动范围。

2. 功效：扳而复之，扳而正之。扳法多用于筋骨的复位，有扳正错误解剖位置之功，并兼疏通气血、活血化瘀之效。

（十七）摇法

1. 方法

（1）颈项部摇法：患者坐位，术者后站位，一手五指岔开，扶住患者头顶周围滑动，做左右环转旋转摇动，一手捏扶患者颈项部，捻动。注意念力集中于双手，沉肩、松肘，双腿小马步，力度、频率、时间视病灶所需而定（图7-45）。

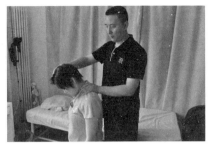

图 7 - 45 颈项部摇法

（2）肩关节摇法：患者坐位，术者一手扶住患者肩部，另一手轻轻握住患者腕部或肘部，作环转摇动。注意念力集中于摇动术手，沉肩、松肘，两腿弓箭步，力度、频率、幅度、时间视病灶所需而定（图7 - 46）。

（3）髋关节摇法：患者仰卧位，髋膝屈曲，术者轻握患者足跟，另一手扶住膝部，做髋关节环转摇法。注意念力集中于双手，作用于髋部，沉肩、松肘，两腿弓箭步，力度、频率、幅度、时间视病灶所需及病情而定（图 7 - 47）。

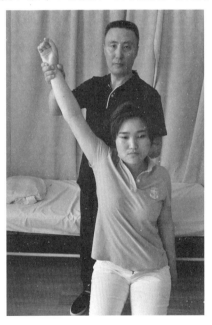

图 7 -46 肩关节摇法

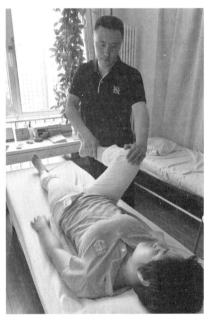

图 7 -47 髋关节摇法

（4）踝关节摇法：患者坐位，术者坐位，一手握住足跟，另一手握住足五指，作踝关节环转摇动。注意念力集中于双手，沉肩、松肘，力度、频率、幅度、时间视病灶所需而定（图 7 -48）。

摇法动作要和缓，摇动幅度要视患者病灶松解程度由小及大，循序渐进，不可鲁莽摇动。

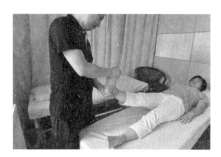

图7-48 踝关节摇法

2. 功效：摇而散之，摇而开之。摇法具有松解之功，并有开活、扩大关节活动范围、活血化瘀、通利关节之效。

（十八）背法

1. 方法：术者和患者背靠背站立，术者两肘勾住患者肘弯部，然后弯腰、屈膝、挺臀，将患者反背起，以臀部为支点，通过术者弯腰挺臀动作，带动患者腰部、下肢前后摆动（图7-49）；或通过术者左右腿屈膝挺直、左右摆臀，带动患者腰部双下肢左右摆动（图7-50）。停止摆动后，术者猛力屈膝、挺直或双足跟跳动，抖动患者腰部。注意念力集中腰、臀部，屈膝、挺臀、摆臀动作协调和缓，沉肩、松肘，双腿马步，力度、频率、摆动方向、时间视化解病灶所需而定。

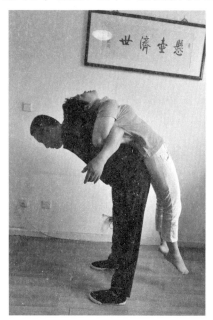

图7-49 背法（前后摆动）

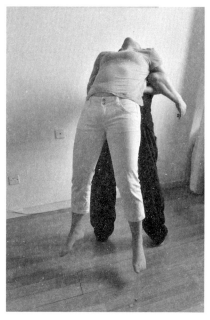

图7-50 背法（左右摆动）

2. 功效：背而扩之，背而松之，背而顺之。背法有松解挛缩、理顺经筋、扩充椎体间隙、活血化瘀之功，兼具整复椎体之效。

（十九）抓法

1. **方法**：用双手拇指与余四指相对用力将患者肌肤不同力度抓起，缓缓沿经筋走向下移，并含有捏揉之意。注意念力集中于双手指端，沉肩、坠肘，双腿马步，力度、频率、时间视化解病灶所需而定（图7－51）。

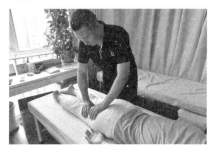

图7－51　抓法

2. **功效**：抓而破之，抓而行之。抓法具有软坚破结之功，又具行气解瘀、祛风除寒之效。

（二十）拨法

1. **方法**：用拇指或中指拨动挛缩经筋，并沿经筋走向缓缓向远端移动的手法。注意念力集中于指端，沉肩、松肘，双腿马步，力度、频率、时间视化解病灶所需而定（图7－52）。

2. **功效**　拨而正之，拨而解之，解而行之，行而排之。

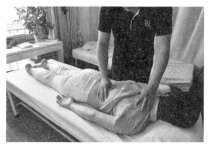

图7－52　拨法

拨法可将筋骨拨正，或化解筋粗，使挛缩之症松解，有行气血、除寒湿之功效。

以上是20种常用手法及功效的介绍，各种手法都需要刻苦勤奋地练习，久练久熟，熟能生巧，久练生巧多能达到应有的功效，如果不能达到熟能生巧，就不可能有手法功效之谈。

二、推拿八法

先贤曰："一旦临证，机触于外，而巧生于内，心随手转，而法从手出。"从手出之法有三：（1）针对不同病情施治的不同手法；（2）针对疾病不同属性的功效之法；（3）针对不同归经的循经点穴的能量，序信息之法（古称导引之术法），即信息调治法。下面我们分别介绍点穴推拿八法。

（一）汗法

汗法是发汗、发散的意思，使病邪从表而解。《内经》云："邪在皮毛者，汗而发之。"又云："体若燔炭，汗出而散。"王冰注："风邪之气，风中于表，则汗法能解表，开通腠里，有祛风散寒的作用。"主穴为风池穴、风府穴、手足三里穴、肩井穴、大椎穴及椎体等逐邪出表。病因外感而发，具有恶寒发热、头痛的表证。表证分表寒与表热的不同，手法各异，但发汗为同工。汗法大致适用于风寒外感和风热外感两大类病症。表寒证有恶寒重、发热轻、头痛身痛、口不渴、舌苔薄白、脉浮紧等，在施行推拿手法时，对风寒外感，用先轻后重的拿法加强刺激，步步深入，因重则解表，使全身汗透，达到祛风散寒的目的。表热证有恶寒轻、发热重、头痛、口渴、舌苔薄黄、脉浮数等，则用轻拿法，宜柔和轻快，使腠理疏松。施术时，患者感觉汗毛竖起，周身舒适，有感肌表微汗潮润，贼邪自散，病体则霍然而愈。具体治疗方法与手法可参考下篇感冒病的治疗。

（二）吐下法

下法攻逐胃肠实热证，用于胃肠积滞或热邪内搏的大便闭结和下痢，同时也用于肿病喘满瘀血内蓄里实邪结之证。下法根据疾病不同性质，有温下、寒下、峻下、缓下之别，寒下适于胃实热证，温下适于脾胃寒实积聚，另又要根据患者体质分别施以峻下、缓下之点穴手法。此外，水饮内结应泻下逐水，痰热胶固需泻下祛痰，瘀血内蓄需泻下瘀血。泻法一般用于下焦实证，结滞实热，然推拿之泻不同于药物峻猛，故体质虚弱、津液不足而大便秘结者，亦能应用，这也是推拿泻法之所长。吐法即通过手法引起呕吐，引导病邪或有害物质由口而出，从而达到治疗目的。此法适用于病情急迫，而病位在上焦或中焦。中焦为吐暴饮暴食之饮食物，上焦涌吐痰涎，用于痰涎壅盛，阻塞咽喉的喉风、喉蛾、喉痹。

（三）和法

和，为调和之意，有和解疏滞的作用针对病邪不在表，又不在里，在半表半里，邪在少阳，而不能汗，不能下，往来寒热，胸闷胁痛，不思饮食，恶心欲呕，妙法唯和也。另外，治疫证的需和三焦，治瘟病的需和解胆经。和法和通法一样应用广泛，如肝气郁结的头痛、目眩、烦渴、口苦、两胁胀痛及妇女月经不调，需疏肝和肝；如湿痰阻胃导致的胸脘痞闷、恶心呕吐、饮食不下，需化痰和胃。另外和法又与清法、温法、通法等作用，调脉气，和经血。运用于气血不和，经络不畅所引起的肝胃气痛、月经不调、脾胃不和、周身胀痛等。通过手法和点按经络穴位等作用，达到气血调和、表里疏通、阴阳平衡的目的，恢复人体正常的生理状态。《素问·调经论》云："病在脉，调之血。病在血，调之络。病在气，调之卫。病在肉，调之分肉。"周于藩说："揉以和之，可以和气血，活筋络。"说明了可用和法调和以扶正气，驱除客邪。《素问·至真要大论》云："察阴阳所在而调之，以平为期。"在临床应用中和法又可分和气血、和脾胃、疏肝气等三个方面。和气血的方法有四肢及背部的擦、推、按、揉、搓等或点肩井穴等方法。和脾胃、疏肝气则用推、摩、揉、搓诸手法作用于两胁部或点章门穴、期门穴、上脘穴、中脘穴、肝俞穴、胃俞穴、脾俞穴。

（四）通法

通法为推拿治疗之大法，人体以通为用，气需要通，血需要通，呼吸系统需要通，饮食物需要通，肠道需要通，脉道需要通，二便需要通，经络需要通。"不通则痛，通则不痛"，临床大部分疼痛之症均可施以通法。通法又可与他法兼用，如温通、汗通、清通、通泻、通和、通散等。通法有行气血、通瘀阻、祛病邪、化瘀滞之作用。《素问·血气形志》有"形数惊恐，经络不通，病生于不仁，治之以按摩醪药"的记载，指出了按摩能治疗经络不通所引起的病证。临床治疗时主穴为各部位开门穴，开通脉道，并对症、循脏腑经络点透相关经穴，调通脏腑气机。同时，结合施用挤压和摩擦手法，手法刚柔兼施。如用推、拿、搓法于四肢，则能通调经络，拿肩井则有通气机、行气血之作用。《厘正按摩要术》上说："按能通血脉。"又曰："按也，最能通气。"按即点按、点穴之意，作用相关穴位，故凡经络不通之病，宜施用通法治之。

（五）温法

温法是针对阴证、寒证的一种疗法，驱除阴寒，恢复阳气，可达到回阳救逆和温阳祛寒的治疗目的，回阳救逆适用于寒邪"直中三阴"的急证或热病汗下，清凉太过，陡然发生邪入三阴的险证。症状上可见恶寒蜷卧、手足厥冷、口鼻气冷、冷汗自出、呕吐泄泻或腹中急痛，脉象微细或沉伏，当此阴寒凝聚、阳气衰绝的紧要关头，需回阳救逆拯救生机，以恢复生理功能而祛寒邪。温法祛寒一般用于阳虚里寒的慢性病，如脾胃阳虚，可见少气倦怠、饮食难化、大便溏泻；再如肾阳不足，素多痰饮，常见咳嗽痰多、行动喘息、小便清长等。用较缓慢而柔和的节律性操作，在每一治疗部位或穴位手法连续作用时间要稍长，让患者有较深沉的温热等刺激感，此法有补益阳气的作用，适用于阴寒虚冷的病证。《内经》云"寒者温之"，缓慢柔和而又深沉的手法在固定穴位或部位上进行操作，使能量深入于分肉或脏腑组织，以达温热祛寒之目的。《素问·举痛论》中云："寒气客于背俞之脉……故相引而痛，按之则热气至，热气至则痛止矣。"这说明人体因受寒而引起的疼痛，可以按穴位来祛寒止痛。在推拿按摩的临床应用中，如：按、摩、揉中脘穴、气海穴、关元穴，擦肾俞穴、命门穴有温补肾阳、健脾和胃、扶助正气、散寒止痛等作用。例如对五更泄泻者，可作用于中脘穴、关元穴以温中散寒；作用于肾俞穴、命门穴以温肾壮阳，从而达到温补命门、健运脾胃的目的。

（六）清法

清法即清热降火之法，此手法可达到退热降火之目的。和温法相对，用于阳证以治热病，热病症状复杂，治则治法各异，可归纳为清气凉血和清热开窍两种治疗手法与法则。

热病的证候有卫、气、营、血四个阶段。邪在卫分，用辛凉解表，手法着力重，时间短。如表邪解里热炽盛，邪入气分，表现发热不恶寒、汗出、口渴、苔黄燥、脉洪数等症状时，需清泄气热。如进一步发展，邪入营分，症见脉数舌绛、心烦不寐；或邪入血分，症见烦躁、谵语、发斑、吐衄，需清营凉血，选配不同穴位，以重手法应之。若高热不退，神志昏厥，甚则昏厥不省人事，或手足抽搐、谵语、痉挛，热入心包，则清热开窍法应之。《内经》云："热者清之。"这是治疗一般热性病的主要法则。但热病的症状极其复杂，治疗时应鉴别病在里还是在表，病在里者还需辨别是属气分热还是血分热，是实热还是虚火，然后方可根据不同情况，采取相应的手法。在表者当以清热解表，病在里者且属气分大热者当清其气分之邪热，在血分者当治以清热凉血，实则清泻热，虚则滋阴清火。气分实热者轻推督脉（自大椎至尾椎），以清泻气分实热；气血虚热者轻擦腰部，以养阴清火；血热实热者，重推督脉（自大椎至尾椎），以清热凉血；表实热者，轻推背部膀胱经（自下而上），表虚热者轻推背部膀胱经（自上而下），以清热解表。所以要针对不同病症、不同病位作用于相关部位穴位，以达到清热降火的治疗目的。

（七）散消法

散消法含有消散和破削两个含义，散者即消散、疏散之意。推拿的散法有其独到之处，其主要作用是"摩而散之，消而化之"。因此对脏腑之结聚、气血之瘀滞、痰食之积滞，应用散法可使气血得以疏通、结聚得以消散。如饮食过度，脾不运化所致的胸腹胀满、痞闷，可用散法治之。《素问·举痛论》云："寒气客于肠胃之间，膜原之下，血不得散，小络急引故痛，按之则血气散，故按之痛止。"散消法可起到消结散瘀的作用。对于痞块、积聚一类的顽固性病证或者积食、水湿壅滞的慢性病，采用渐消缓散可用于四个方面：

1. **消坚磨积**：凡症见结石、血瘀或痰湿所致的肿核、痞块则应软坚消瘀。

2. **消食导滞**：用于饮食太过，脾胃不运，消化机能停滞所致的嗳腐吞酸、脘腹胀满、恶食倦怠。

3. **消痰化饮**：用于脾胃气弱，水饮不消，以至凝聚生痰，积于上脘，发生如杯如盘有形积聚之类者，以消痰化饮应之。

4. 消水散肿：水气外溢，肢肿腹满，大便溏泄，小便不利，既不能汗又不能下者，用此法应之。

以上4种消散之法均要配合作用好相关疾病的经络穴位，以达到气割、气化、气通病灶、消散各种疾病的目的。

（八）补法

补法即补益虚损之法。补者，补气血津液之不足，脏腑功能之衰弱。经云："虚则补之。""扶正祛邪"是推拿按摩临床的指导思想。《素问·调经论》云："按摩勿释，着针勿斥，移气于不足，神气乃得复。"说明了因气不足而致病者可用按摩的方法补气，使精神得复。补法应用范围广泛，如气血两亏、脾胃虚弱、肾阴不足、虚热盗汗、遗精等，均可用补法。明代周于藩云："缓摩为补。"又云："轻推，顺推皆为补。"补法是用补益手法与选用强壮穴位，如神阙穴、关元穴、中极穴、长强穴、肾俞穴、命门穴补益人体阴阳、气血，从而消除衰弱症状，可分别为补气、补血、补阴、补阳。

1. 补气：用于倦怠无力、懒言怕动、气短自汗或因气虚引起的脱肛、疝气以及妇人子宫下坠等，要作用好相关穴位，以补气应之。

2. 补血：用于面色萎黄、爪唇苍白、头昏耳鸣、嘈杂心悸及妇女月经延期、色淡量少甚至闭止不行等血虚之证，要作用好相关穴位，以补血调血应之。

3. 补阴：用于形体苍疲、口干咽燥、肌肤枯涩、怔忡惊悸、虚烦不寐、遗精盗汗、咳嗽咯血等阴虚之证，要作用好相关穴位，以补阴应之。

4. 补阳：用于形寒怯冷、腰膝酸痛、少腹冷痛、大便溏泄、小便溲数或阳痿早泄、虚喘肿满等阳虚之证，要作用好相关穴位，以补阳应之。

5. 补脾胃：脾胃为后天之本，其生理特点是：（1）胃主受纳，脾主运化。胃的受纳为脾的运化准备了物质基础。（2）脾主升，胃主降。脾胃的升降功能是相互依存的，若脾气不升则胃气不得降，反之，胃气不降则脾气亦不得升。（3）脾喜燥恶湿，胃喜润恶燥。所谓健脾胃，就是增强脾胃的正常功能，推拿按摩治疗时重点在中脘穴、天枢穴、气海穴、关元穴、胃俞穴、脾俞穴，以调整脾胃功能，起到健脾和胃、补中益气的作用。

6. 补腰肾： 腰为肾之府，而肾又为阴阳之原，五脏六腑精气所藏，故肾亏则阴阳失调，精气失固而虚，治疗时点按命门穴、肾俞穴、志室穴、关元穴、气海穴，从而起培补元气以壮命门之火的作用。

三、医心

古人云："善医者先医其心后医其身。"善：善于，好的，出色的，杰出的。善医：好的医生。中医学认识到天人合一，人天相应，认识到多数疾病的成因为内因，内伤七情，产生郁涩之气，郁滞气机的正常作用，中医学认识到："正气存内邪不可干。"正气虚弱病邪乘虚而入，即郁滞生物信息生命序与生命力，使机体各器官不能正常行使自己的职能而发生病理变化。外因为外感六淫之邪，形成病灶，阻碍人体气机正常发挥，即阻碍人体各器官组织的信息，生命序与生命力不能正常发挥，产生病理改变。"正气内存，邪不可干"，六淫之邪，因身体正气虚弱，乘虚而入，就是说因内因的正气虚，淫邪才能乘虚而入，在唯物辩证法中也强调内因是变化的根本因素，外因是变化的条件。中医学的辩证施治是应用了辩证法，也就是说疾病多因情绪变化所致，把这些道理向患者讲明，使患者摆脱不良心态，调整稳定好情绪，积极配合治疗；在医生认真正确的治疗下，才能取得好的医疗效果。如患者没有良好的心态，稳定的情绪，不能明理修心，再好的医生，再好的药物，再好的医疗方法，也达不到预期的医疗效果。心理作用在治疗当中是十分重要的，在临床中经常出现这样的事情。名老中医与学生开出同样的方剂，或实施同样的手法，但患者感觉疗效就不一样，为什么？这就是心理作用在作怪，所以，临床中的医心是一个重要环节。医心：也就是语言沟通，医生的语言要十分注意，入情入理。古人云："良言一句三冬暖，恶语伤人酷夏寒。"同样的一句话，表达的方式语气不同，产生的效果会不同，所以这也是医生修筑功德的一个方面。

四、补泻法则

补泻：在临床中，会出现不同性质的疾病，即虚与实，中医治则分别为"虚则补之，实则泻之"，补虚泻实的方法与手法各有所长，下面介绍一下师父在临床中的方法与手法。

1. **轻重补泻法：**轻为补，重为泻，辨明疾病性质而针对实施之。

2. **快慢补泻法：**手法运动节奏的快慢补泻，快为泻，慢为补。

3. **旋转补泻法：**临床手法旋转的方向补泻，即正转顺时针旋转为补，倒转逆时针方向旋转为泻。正转三圈、倒转三圈的连续作用或 8 字旋转法，为平补平泻。

不管哪种补泻，只有做到手到意到效果都是很好的，但一定注意补泻不要太过或不及，不及影响效果，太过会出现一些不良反应，也会影响效果，师父在此不能用语言量定，因临床中，要视多种因素而量定，如患者体质、病程、病情，补泻量定要靠悟性与慧力。

医生要在治心的同时，向患者宣传中医知识，如疾病的成因，治疗的原理、方法，需要患者的配合等，以提高疗效。

推拿按摩师进入临床治疗，一定要进入状态，要做到平心静气，即祛除杂念，念力集中，双脚阴阳的采集，双手阴阳的应用，做到力柔、气透、意合，才能取得好的医疗效果。

第八章　中医推拿按摩的注意事项

一、禁忌证与适应证

师父在临床中认识到，除癌症局部、破损局部、毒虫咬伤、各种中毒症、严重的骨伤科疾患、各种急性传染病、时疫病不能直接用手外，其余病症均为适应症。

二、术者注意事项

中医推拿杨氏脏腑经络点穴疗法是中医外治法，从前面的论述中，我们应该认识到，用现代科学观点解释杨氏脏腑经络点穴疗法，应是对人体生命序与能量信息进行调整的治疗方法。即通过循经导穴调整人体生物信息，祛除病灶，恢复人体与各组织器官生命序与能量信息的正常功能的一种具有科学性、实用性、方向性的治疗方法。心藏神，做到用心治病，要注意以下几个问题。

（一）临床心态

首先术者要调整好临床心态，做到用心治病，作为医生具备良好的临床心态是十分重要的。需要拥有真诚的挚爱的心，现代语言叫人道主义，先人们叫修筑功德，视治病救人为己任，要具有高度的责任感。作为医生，已经选择了这种神圣的职业，就要遵循古训"悬壶济世"。就是以高尚的道德观念，把爱心带给患者。

1. **树立诚挚的爱心**：只有树立起诚挚的爱心，才能做到用心治病，取得良好的治疗效果。

2. **树立恒定的耐心**：即树立永恒、稳定的耐心。中医推拿临床治疗，每天重复着枯燥的动作，每天很劳累，可以说中医推拿按摩师在燃烧着自己，照亮患者，在用自己的心血汗水，浇灌滋养着患者。为了拯救患者，救治患者，首先要树立爱心，才能树立恒定的耐心，这是长期认真实施正确手法的基础。

3. 树立精微的细心： 中医推拿按摩治疗疾病从诊断到治疗，每个环节都需要有精微的细心。骨伤科病人的筋骨扭错，是向哪个方向扭错，是骨裂还是骨折，需要细心的检查、诊断、制定正确的治法与治则，更需要正确的细心的手法。患者的脏腑、神经、内科、妇儿科各种疾病，需要细心的望、闻、问、切、摸、量六诊合参，诊出寒、热、虚、实、阴、阳、表、里与归经，病因所生，病灶所成，均需要精微的细心诊断，确定正确的治法治则，实施正确的手法，以求得良好的治疗效果。所以，精微的细心是取得良好疗效的根本保障。

4. 树立负责任的狠心： 在临床中整复筋骨，化解病灶，有时会给患者带来暂时的疼痛与痛苦，但为了长远利益，为了治疗好疾病，要以高度负责任的狠心实施手法，这是十分重要的。

（二）心法

上面的临床心态，体现了一个"心"字，从师父几十年的亲身体会来看，表面上看，是在用手治病，但实际上是在用心治病，先贤们也有很多精辟的论述："一旦临证，机触于外，而巧生于内，心随手转，法从手出。"用心参悟这几句话的深刻内涵，师父试析如下：机触于外，即接触患者的体表；而巧生于内，"巧"字包含了通过触外而深知疾病的病因、病灶、病情、病症、病变，而用心思考，心随手转，形成了正确的治疗法则、正确的治疗方法、正确治疗手法和正确的治疗心法四种。推拿不同于内治法治法治则写在纸上，包含在方药中，而推拿要随着手体现出来。法从手出，就是上述四法要从双手体现出来，取得良好的治疗效果。法则、手法、方法在此不想多述，着重以师父亲身体悟所得之心法妙用介绍如下：

心法： 古称法术之法或称数术，师父体悟到为意也，或可说为心意也。根据临床的修为作用、效果等条件，推拿按摩师可区分为粗工、巧工、精工。师父认为：粗工，粗略知晓中医知识，或人体解剖知识，只会用力推拿，只能起到放松保健作用，作用仅限于表层肌肤，因不会用气，而作用不深透，因而只能刺激有形气血，而不能作用疏通无形的经络气血，所以，粗工族只能美其名曰保健师，不可尊为医师，因"不知气不可言太医"。巧工族较为精通中医知识与人体解剖知识，选修过内气功，具备一些功力，临床推拿按摩过程中应用气与力的结合，既能作用肌肤，又能作用深层；既能作用有形气血，又能作用无形的经络气血，能起到一定的医疗效果。中医推拿按摩治疗疾病实际是以气调气，调整的是经络气血，即人体的生物信息，化解病灶，祛除病邪，疏通气血，祛病强身，恢复人体的正常功能，即恢复人体生命信息。精工族，精通中医知识，精研人体奥秘，临床中运用力、气、意有机结合治疗，多年研修中医学气功科学，可达到一种高层次的境界，能治疗各科疑难杂症，在民间被广大患者尊为神医。

中医学是传统文化瑰宝，发源于民间，"上上者有下下智，下下者有上上智"，任何事物都遵循一个规律，向上的、有力的、奋发的，都源于上面这一自然规律。

意，即意念，丹道学中称为念力，是术者运用自身的能量对患者进行调整的能力。意念力，绝不是封建迷信，而是一种科学。为什么一双手能治疗好这么多著名医院久治不愈的患者？许多康复患者称赞杨氏推拿医术的神奇，其实这是悠久的中医学的神奇，笔者希望医学界、众多专家、博士，以你们的聪明才智光大中医药文化。

（三）临床手法应注意的四个性质问题

1. **对称性**：对称意指手法作用于患者体表的位置，左右对称，即以人体前后正中线为基点，向左右的距离、四肢、经络、经筋等位置对称，表现出中医阴阳对称平衡，而且也体现了阴阳平衡，作用患侧意于治疗，作用健侧意于防止病灶转移，更突出左病右治、右病左治之法则。

2. **平衡性**：体现在位置对称的基础上手法力度的平衡性。平衡性体现在两个方面，一方面是在无疾病症状或相同疾病状态下手法、力度相同，体现出平衡性；另一方面是在疾病状态下或不同疾病状态下，施以不同的手法、力度，同样体现平衡性。如治疗面瘫患者，对健侧施以轻力度的松解补法与对患侧施以重力度的松解泻法，同样是属平衡性范畴。

3. **深透性**：作用力深透。深，即深层，作用力达到人体深层。透，即穿透，要求作用力穿透的意思。作用力穿透病灶，穿透人体深层，透骨、透细胞，才能达到理想的治疗目的，需要中医推拿师较高的意境与深厚的医疗内功功底，方能实现之。

4. **舒适性**：既治疗疾病又感到舒适是每个患者所要求的，也应是推拿按摩师所追求的，要想做到有理想的疗效又有舒适的享受，要求首先推拿按摩师存有对患者诚挚的爱心与正确熟练的手法，减少治疗时的痛苦，当然临床化解病灶与整复筋骨，必然会给患者带来暂时的痛苦（必要的责任狠心），但痛苦是暂时的，病灶化解，筋骨整复，疾病根除，最终是更舒适的享受。

杨氏推拿

按摩疗法

第九章　中医推拿按摩临床应用

对于疾病的治疗，传统中医学与现代医学存在着质的不同认识，师父对于疾病的认识更与众不同，下面就几种常见病与疑难症提出自己的观点与治疗方法。

一、骨伤科疾病

（一）治则

师父几十年临床经验认识到，骨伤科临床疾病包括伤骨、伤筋与伤科病变所引起的三种疾患。如：包括各运动骨关节新鲜性伤骨、伤筋、脱臼、错位，即由于日常生活运动不慎或意外损伤造成的筋骨出现错误解剖位置，以及伤科疾患未经正确治疗，病变所引发的颈椎综合征、腰椎综合征、肩周炎、骨质增生、运动关节疼痛等，大量的临床显著疗效证实，中医推拿按摩疗法对于上述疾病治疗有明显优势。

中医治疗骨伤科疾患，检查诊断是依靠双手，通过对损伤部位触摸、比较，经验判断是伤骨还是伤筋，伤骨是采取保护性手法整复，骨折是夹板固定，治疗周期短，安全可靠。伤筋是筋翻，还是筋走，是浅层瘀血还是深层瘀血，从治疗方面中医学首先认识到治疗伤科病患不是以发炎、疼痛为治疗对象，是以伤筋、伤骨、血瘀为治疗对象，临床以拨正筋骨、活血化瘀为治则，手法以恢复筋骨正常解剖位置为治法。解剖位置恢复正常，因损伤引发的炎症、疼痛就会自然消失，从而更不会引发颈椎综合征、腰椎综合征以及上述诸多伤科病变等。

1. 骨伤科疾病的释疑与治疗：师父认为对于伤科疾患：一要正确认识骨折、脱臼的治疗内容，二要有正确的治疗方法。

（1）临床首先要认识到能造成骨折脱臼损伤的原因，一般是因外力过猛，那么造成的损伤决非是一个关节的损伤疾患。所以，在临床检查时，要注意问清患者跌扑扭打的姿势或体位，环境与受力情况，检查受损伤处的上下临近关节是否有伤科疾患，如有损伤应先处置临近关节的损伤疾患，然后再处理损伤处的骨折或脱臼疾患，不然损伤处置好了，其他患处遗留病患。

（2）师父认识到：所有损伤科疾病同时都并发瘀血证，出现红、肿、疼、痛，所以临床治疗要注意，在手法接骨复位的同时要注意循经点按相关腧穴以活血化瘀、消肿止痛，此类疼痛绝非消炎药所能治疗，气血疏通运行，红肿自然消失。

2. 伤筋的释疑与治疗：人们在日常生活劳动中，因精力不集中、姿势不正确或超自己体能所承受的力，出现损伤经筋，出现运动障碍，红肿疼痛，现代医学称其为炎症，或服用消炎止疼药物，或封闭治疗，结果是疼痛暂时消失了，伤科隐患被遗留了下来，患处遇有大运动量就会出现肿胀疼痛，如遇寒湿侵袭还会出现其他病变。所以在临床应认真检查，确定筋粗、筋翻、筋走，实行正确的手法治疗，包括手法理筋、点按相关穴位化瘀、消肿、止痛。

3. 伤科病变疾病的释疑与治疗：骨伤科疾患如不经正确治疗，会出现一系列病变，如颈椎综合征、腰椎综合征、老年腰腿痛、强直性脊柱炎、股骨头坏死等。下面以强直性脊柱炎为例，论述如下：

强直性脊柱炎被现代医学称为不死的癌症，无特效药可治。脊柱强直，疼痛难忍，给人们精神与生活带来严重的困苦，师父几十年临床认识到，强直性脊柱炎是由腰椎病变形成或发展的，此类疾病初期是由于椎体损伤，出现血瘀证，影响人体营卫功能，影响肝肾气机功能，风寒湿邪乘虚而入，日久形成病变所致，也就是说此种疾病一因初期椎体损伤未经正确治疗，留下隐患。二因损伤了中医所认识到的人体营气与卫气的功能，造成营虚卫弱，影响了肝肾气机的功能。中医认识到营主人体温煦，卫主毛孔开闭抵抗宇宙六淫侵袭，肝经气血主筋，肾经气血主骨，营卫的功能失调，导致六淫的侵袭，肝肾功能的失调导致筋骨功能的病变。三因风寒湿邪侵袭肌体，造成筋骨强直萎缩，经络不通，不通则痛，所以临床治疗此类疾病首先要疏通经络气血，强化营卫、肝肾功能，其次是化解风寒湿邪，松解筋骨，最后拨正筋骨，方能医治此类病症。临床经验证明：正确的治法治则是治疗此类疾病的前提保证。

（二）治法

1. 颈椎病的释疑与治疗：颈椎病为常见病，15～30 岁人群颈椎病发病率在 10%～20% 左右，30～40 岁以上人群发病率在 70% 左右，40 岁以上人群发病率在 90% 以上。

（1）颈椎病成因：①外力损伤、打击、撞击、跌伤和司机的挥鞭型损伤，使颈椎连带周围韧带——中医称为"筋"一并错位，没有及时治疗，遗为颈椎病变。②退行性慢性滑脱：长时间的疲劳使用，长期的不良坐姿、不良睡姿，落枕，特殊职业，使颈椎慢性滑脱错位，以上两种成因引发颈椎一系列病变，如椎间盘突出、椎间隙改变、椎间孔改变、神经根受压、动脉血管受挤、脊髓受压、椎体增生、经络受邪等。

（2）类型症状：①神经根型：病变压迫神经根引发出现肩、手麻木；②椎动脉型：病变压迫颈椎动脉，影响头部供血，发为血管型头痛、头目眩晕的高血压症状；③脊髓型：病变压迫脊髓，发为手脚麻木无力，甚者高位截瘫；④混合型：病变压迫，出现上述所有症状，临床较为少见；⑤邪中经络型：病变损伤正气，风、寒、湿邪乘虚而入，邪中太阳，出现颈项强痛及少阳、阳明等六阳之证。

（3）病变与危害：颈椎病实际是因颈椎错位形成的一系列病变的病症，称为颈椎病。①颈椎错位实际就是筋骨错位，筋骨扭离了正确的人体解剖位置；②由于没有得到及时正确的治疗，形成深层瘀血；③出现瘀血，影响到人体局部营气虚弱，卫气不固，玄窍闭合失司；④风、寒、湿邪乘虚而入，形成病灶；⑤阻碍人体经络气血的功能与人体有形气血的营养筋骨作用，出现筋、肌萎缩，加速了病变，产生了各种压迫，压迫不同的组织器官而出现各种症状，上面已介绍不复赘述；⑥病灶继续扩大，上可侵头，影响头部各组织器官而出现不同症状，向下可侵袭胸腔，日久发为胸痹而影响心、肺功能。所以师父认为，颈椎病变是心脑血管病的重要成因之一。

师父认识到：①颈部为心、脑血管中间之关隘；②颈椎病灶扩大到头、胸，病邪一定影响心脑的供血系统；③临床观察到心脑血管病病人多患有颈椎病；④治心脑血管病兼治颈椎病康复效果好。因心脑血管病在死亡人数中占 85%，所以，师父认识到颈椎病变的危害，颈椎病是心脑血管的重要成因。另外，临床发现颈椎病变导致耳的听觉病变，出现耳鸣、耳聋；导致眼睛病变，出现视力变化，严重病变者可致失明；导致大脑、小脑病变，出现失聪、高位截瘫等。所以师父认为，颈椎病早期发现、早期治疗是十分必要的。

（4）颈椎病的诊断与自我诊断：

颈椎病的诊断：①叩顶法：患者坐位，身体放松，双手自然下垂，术者立于患者身后，以空心拳，叩击患者头顶，患者感觉到哪节颈椎疼痛，证明哪节颈椎有疾患。②血线检查法：此法为杨氏疗法的特色，患者同上，术者站位同上，术者以食、中二指置于颈椎棘突两侧用力滑到大椎穴下，患者颈椎部会出现一条明显的红色"血线"，通过眼观、手感而判断病在哪节、滑脱错位方向、病之所变、病变程度、病变的影响症状，明明白白而确定治则、治法。

颈椎病的自我诊断：①取坐位自然放松，头部稍后仰，头部水平方向左右慢慢摆动，如听到颅骨下缘发出沙啦、沙啦的声音，证明寰枢关节有病变。②取坐位，自然放松，头部稍慢的大幅度旋转，如听到三、四、五、六椎体哪节发出咯吱、咯吱的声音，证明哪节有病变。

（5）治疗：师父认为，临床发现颈椎病，均是经过少则几年、多则十几年病变的疾病，绝不能施以复位手法，这样做轻则出现韧带撕裂、疼痛剧烈的不良反应，重则可能造成韧带撕脱，严重者或可殃及生命。因颈椎病是多年形成的病变，所以治疗也是一个长期的复杂的工程。应分为三个阶段，施以不同治疗手法与治疗目标，以求做好复位前的准备工作，保证最后疗效。基于中医整体观的认识，颈椎病涉及多条经络与三焦气化，所以实行整体调治的治疗方法，但不同阶段要突出不同侧重点。

第一阶段：重点松解病灶。①实施整体调整的治疗方法，以调整、强化经络气血，增强三焦气化，为化解病灶准备较大的气化能量，但确立颈部松解破坏为重点，因颈椎部位筋骨受病邪侵袭形成挛缩灶，僵硬板结，严重影响气血对筋骨的荣养。做好开门手法，右手大指从患者风府穴环转揉动到大椎穴，反复 3 次。②重点做好颈椎筋骨的松解手法，要求深透适度，术者集内功于指端，做松解手法，对颈椎周围病灶进行气割、气化，以求最后气通，分别施以：a. 双大指捻揉法，患者坐位，术者立于其身后，以双大拇指螺旋捻揉，要求作用好多条经筋。b. 头部旋转法，姿势同上，要求患者放松，术者一手揿定颈椎上部，二节颈椎后棘突两侧，一手五指分开，握患者头部由小幅度到大幅度，视患者适应能力，缓缓做头部旋转运动，握头之手每旋转一周，揿定颈椎之手边捻动下滑一节。功用：松解好每一节颈椎，化解棘突两侧病灶。恢复气血荣养筋骨的能力，解除粘连。c. 揿定后棘突之手，改揿定两侧横突，边随旋转下滑，另一手照样做旋转头部动作。作用：松解横突两侧经筋，化解病灶，恢复气血荣养筋骨的能力，解除粘连。每个动作做 3 次。然后，调换体位，调换双手，做头部反方向旋转，每个动作重复 3 次。施术时一定注意：根据病人的年龄、体质、病变程度，掌握好旋转的幅度，有人主张颈椎病不易做旋转动作，是错误的，这个动作是治疗颈椎病的重要手法。功用同上。d. 拔抻法：患者坐位，自然放松，术者立于患者身后，大马步，双手掌鱼际托住患者头颅下缘，小臂夹紧，余四指握定面部，缓缓上举，双足缓缓加力，感觉到颈椎关节间隙，松开后，使患者头部缓缓向左、右水平方向扭转。作用：松解粘连，恢复筋骨功能，整复筋骨解剖位置。功用同上。e. 行气法：患者坐位自然放松，术者侧站位，然后分别点按风府、风池、肩髃、肩前、肩后、肩贞、曲池、少海、手三里、合谷穴。疏通经络，运行气血，化解病灶，排除病邪，化解风、寒、湿邪，患者会感到双手冒寒凉之气。此为风、寒之邪经气化后由手部排出的感觉，内功点按经穴的作用很重要，也是杨氏疗法的特色之一。f. 顺气法：又称收关门。经过上述手法治疗调整后，出现一些人体气机失调，正邪交错问题，需施顺气法以调之，双手大指对颈椎从上到下松动 3 次，引气下行，然后左手大指点按大椎穴，右手大指从大椎穴沿椎体后棘突，下推到腰骶关节，连续 3 次，结束。功用：此手法也称关山门，因经施治疗手法后，正、邪气机交错，此手法有调顺气机之功，以解逆乱。

　　第二阶段：通气血，养筋骨，排病邪。第二阶段同样调脏腑气血与松解筋骨，但重点在调脏腑气血、养筋骨、排病邪方面，做好整复前的准备工作，颈部与多条经络发生联系，所以只有调和脏腑气血，才能营养筋骨，排解窜入不同经络之风、寒、湿邪，此调脏腑之法为杨氏疗法特色之一，调整经络实际是在调整人体生命信息，使其恢复到有序状态，也是治疗颈椎病、强化气血、化解外邪的重要环节。

第三阶段：侧重拨正筋骨。拨正筋骨是治疗颈椎病的根本，是最重要的环节。前两个阶段是消除病因，恢复筋骨功能，这个阶段是治疗颈椎病的关键，是解决产生病因的根本原因。杨氏疗法使用两种手法复位：旋转复位法和拨正歪尖法。下面分别介绍一下：①旋转复位法：患者坐位，双肩自然放松、下垂，术者立其后，双腿马步，两小臂夹紧，双手鱼际处托住患者颅骨下缘，余四指分开抚住患者下颚及腮部，双腿缓缓用力，术者感觉到患者颈椎间隙拉开（不要用力过大，造成椎体间隙过大，撕裂经筋），术者于腰腿为轴，双臂夹紧，双手托头，向错位的反方向缓缓旋转到极度，嘱患者放松，然后再施巧力旋转，听到咯嗒的复位声，手法成功。施此手法时注意加力旋转时幅度不要大，这里用的巧力，是双手、双臂的抖动力，手法成功后，要对局部进行松解，因筋骨在错误位置时间较长，形成习惯位置，恢复到正确位置也等于出现一次扭伤，而会出现轻微的不习惯、不舒服。同时嘱咐患者，千万不要在这时期感受风寒，因这一时期最易感受风、寒、湿邪，因扭错的筋骨形成习惯位置，手法再成功，还会因小的扭动再回到错误位置，所以，在这一阶段要反复施法。并于施法后，要求患者注意保护。②拨正歪尖法：此手法较为复杂，既需要四两拨千斤之内功之力，又需要一定的技巧。尖，后棘突也，拨正歪尖，即通过血线检查法判断，用手指把歪向一侧的棘突拨向另一侧，手法中含有"矫枉必须过正"之意，以使歪向一侧的椎体恢复到正确的正中位置上来。实施这一手法，一是需要在师父的亲自指导、大量的临床才能掌握，二是需要自己刻苦的研修内功。注意这一阶段要反复施术，因扭错的筋骨在错误位置形成习惯位置，那么通过施术恢复到正确位置，定会产生暂时的不舒服，需术者对患者进行松解，缓解症状，并向患者讲明注意保护，注意回避风寒，而且因筋骨在错误位置时间过久，形成习惯位置，稍有活动，极易反复，所以这一阶段需反复施术，以求最后稳定于正确位置。

（6）养护与预防

①养护：a. 在医生的指导下，调整枕头的高、低度与不良坐姿、睡姿。b. 一定注意回避风、寒、湿邪，如电扇、空调与自然界之风寒邪。c. 复位后注意保护，如出现反复，立即找医生复位，治疗手法很

简单，1～2次即愈。

②预防：临床中观察到颈椎病近20年来向年轻化发展。研究认为，现在青少年体质下降，筋骨固定作用软弱。不良姿势下的不良活动增多，如坐姿不正，上网时间过长，缺乏运动，对颈椎的损害是严重的。成年人要调整好坐姿与睡姿，调整好枕头的高低，要注意风、寒、湿对颈椎的侵袭，要注意头、颈部的锻炼活动。师父养生歌诀云："眼要常涮，脖要常转，腰要常旋，腹要常运，腿要常练，牙要常叩，手要常攥。"平时多注意预防，其中的"脖要常转"可避免颈椎病的发生与发展。尤其自诊后，尽快治疗是重要的。

病例1：张某，男，65岁，北京某工厂离休干部。主诉：眩晕，肩臂、手指麻木，多年医治效果不理想，且病情日益发展，经查：颈椎寰、枢关节与4～5椎滑脱，属动脉型颈椎病与神经根型颈椎病复合型发作，经施疗法1个疗程，症状全无。

病例2：张某，54岁，海军某部技术干部。长期养病在家。主诉：眩晕，走路不能平衡，体征行动缓慢，走路不稳，需拄手杖，经查：颈椎3～4严重滑脱，压迫脊髓，属脊髓型颈椎病，施疗法6个疗程痊愈，丢掉拐杖，自主行动。

体会：颈椎病高发且危害大，因颈椎病属椎体筋骨错位病变，没有特效药物可治，只能缓解症状。故突显疗法治疗颈椎病之独特优势，内调气血，外治局部，拨正椎体以正筋骨，解决压迫之因，颈椎病得复矣。

2. **腰椎病释疑与治疗**：腰椎病属常见病，35岁以上女性，40岁以上男性发病率均在85%以上。本篇叙述的腰椎病是因新鲜性伤科未经及时、正确的治疗，后出现的一系列病变症状。西医从解剖学观点，论述腰部疾病有很多种类，但治疗不外乎药物消炎、止痛、封闭或手术治疗。师父经临床实践总结认为，手法能治疗各种类型的腰椎病，包括棘上韧带炎症，棘间韧带炎，腰背筋膜炎，髂腰韧带炎，骶髂关节韧带炎，椎盘膨突、突出，椎间隙改变，椎间孔狭窄，坐骨神经痛，中老年腰腿痛，椎结核及劳损等，林林总总，统因是筋骨扭伤、错位，继而出现血肿，压迫神经，阻碍有形气血运行及荣养筋骨作用的发挥，形成病变或阻碍经络气血，影响经络气血对人体有形气血的气化作用，病邪传导入脏腑，影响脏腑病变。师父把其统统归为腰椎病变，一并论述，治疗大同小异。

（1）腰椎病成因：多在年轻时，亦有少年时期发生。①日常生活中的跌打损伤。②运动或劳动中精神不集中，姿势不正确扭伤。③外力损伤与撞击、跌伤、坠落与肩着重物超过自己体能所能承受的能力扭伤，造成筋骨错位，而当时未采用正确的手法复位治愈，而成病变。

（2）病变与危害：筋骨扭错，未及时采取正确手法复位治疗，筋骨在错误位置产生对神经系统的压迫，造成疼痛与病变，如压迫坐骨神经，坐骨神经疼痛，产生病变，危害腿的运动功能。从腰椎发出有闭孔神经、股深神经与股浅神经，压迫神经，哪条神经疼痛与病变，病灶发展到腿，腿部疼痛，影响腿部运动。

另外，扭伤出现深层瘀血，影响营卫，营气虚弱，卫气不固，风、寒、湿邪乘虚而入，形成挛缩病灶，造成肌肉挛缩，加重对病灶范围内神经的压迫，影响有形气血的荣养作用、经络气血的气化与抵御外邪气机作用。或邪窜经络入脏腑，危及肝肾功能，"肝肾同源"，同为先天之本，又参与后天之本的气血合成，日久不治，会发展为痹证范畴的强直性脊柱炎与中枢型类风湿，肝肾失调严重者可发为霍奇金氏症。邪入脏腑，引起肝、肾、脾、胃、心、肺、脑髓等进一步的病变。

（3）腰椎病的诊断：杨氏疗法的诊断方法有两种，一是血线检查法（同颈椎病检查法），二是指压法，即是以双大指指腹指压棘突，哪节疼痛证明哪节有问题，然后通过症状、放射疼痛的部位与多年临床经验的手感判断病症，以确立正确的治法、治则。

（4）腰椎病的治疗：腰椎病是陈旧性的伤科病变，与其他疾病一样，是一个复杂的治疗工程，要分阶段、分层次、分步骤指标地治疗。

第一阶段：松解筋骨，化瘀行血。

①实施整体调整，施用脏腑推拿疗法以增强经络气血，调整肝肾气机与因病邪传入所影响的脏腑气血。患者俯卧位，术者立于患者头前。分别点按背部开门穴肩井穴、风门穴。

②实施背部治疗手法，患者取俯卧位，双上肢自然放松置于身体两侧，全身自然放松。术者站于患者左侧，平心静气，双脚左弓步：a.右手无名指置于腰椎左侧，双手中指分别置于背部膀胱经向下做松解，

杨氏推拿

按摩疗法

揉法至八髎底穴3次；b. 左手无名指置于患者腰椎右侧，双手中指分别作用于膀胱经至八髎底穴3次以松解挛缩；c. 点按肾俞、气海俞、腰阳关、八髎、环跳、承扶、殷门、委中、承山、太溪、昆仑穴，以行气血，化病灶。

第二阶段：养筋骨、排病邪。治疗手法同上，此阶段求得气血畅通，化解风、寒、湿邪，荣养筋骨，恢复筋骨功能，为下一阶段的复位做好准备工作。

第三阶段：拨正筋骨。在前两个阶段的基础上，风、寒、湿邪排除，筋骨恢复正常功能，可采用复位手法，解决病因、椎体与经筋的错位问题。疗法一般采用旋转复位法与拨正歪尖法，恢复位置。①旋转复位法：以椎体右侧滑脱为例，即椎体向右侧滑脱错位，患者左侧卧位，即左侧在下，右侧在上卧位，左腿屈曲，以起固定作用，右下肢伸直置于左屈曲腿上，全身放松，术者马步立于身后，左肘抵患者右肩前肩窝，右肘抵患者右臀部，左肘向后用力，右肘向前用力，两肘相反用力，使腰部旋转到一定程度，嘱患者放松，突然施巧力，听到"咯噔"响声后，复位成功。随后松解局部，以免产生不适感，点按经穴，行气血以免因复位造成轻微的血肿。因筋骨长期在错误位置，突然手法复位相当一次轻微扭伤，出现轻微不适感。实施旋转复位法以前，要诊断清楚椎体是向哪个方向滑脱，应向哪个方向旋转复位施术，如果诊断不明，实施旋转方向错误，反而会加重病情。另临床有的医师只知旋转复位法，而不明滑脱方向，采取左右旋转方法，等于加一又减一，没有达到治疗目的。②拨正歪尖法：此法为疗法特色，需较强的内力运于指端，只作用于扭错椎体，尤其简便实用，即对前、后、左、右滑脱的筋骨直接拨正。实施治疗拨正手法一定要根据前期的准备工作，也就是筋骨的功能恢复程度如何，如果功能恢复得不好，不可强行施术，以免撕脱筋膜产生不良后果。第三阶段要反复施术，直到筋骨稳定在正确的生理解剖位置止。施此术需有经验老师指导，术者要有丰富的临床经验与较强的内功指力，所以平时需要刻苦练习。

（5）养护与预防：嘱患者在治疗期间一定避风、寒、湿邪，复位后要注意保护，不要剧烈扭动腰部，不要负重物，不要睡软床，如有复发，立即治疗，以防病变。

病例：刘某，男，49 岁，北京某建筑队工地施工队长。主诉：某著名医院诊为椎间盘突出，动员手术，因见其同事患此症手术后症状加重，失去劳动能力而坚决不手术。症见腰前侧倾，双手叉腰跛行，经查：腰 4 ~ 5 椎滑脱，椎间盘突出，经施疗法 2 个疗程痊愈，恢复正常工作。

（6）体会：此类疾病日久不愈，多感受外邪，内伤脏腑气血，经施疗法，内调脏腑气血，化解痹邪，恢复筋骨功能，手法整复椎骨，助突出回纳，此病才能彻底治愈。人体任何组织器官在体内均负有各自的使命、作用，椎间盘负有维系上下椎体的衔接与运动枢纽作用，更重要的是缓解椎体间的摩擦与减轻身体震动对椎体的刺激。所以师父认为不应该施以手术一刀了之，而应施以正骨推拿，通过对人体信息的长期刺激促使椎间盘回纳，继续执行自己的使命，发挥本职作用。此病也绝不是像有些不能科学地认识椎间盘突出症的病理、病机与治疗的推拿师所说的那样：椎间盘突出，我一按就好。这种说法言过其实，不科学，治疗椎间盘突出症促使椎间盘回纳，是一个较复杂的过程。

3. 强直性脊柱炎释疑与治疗：强直性脊柱炎被现代医学列为疑难症，认为不可治，终身带病，没有特效药。师父认为强直性脊柱炎应归为"腰背痹"范畴，是由腰椎病严重病变发展而成的痹证。较为难治，临床上一般需要十余个疗程的治疗。

（1）释疑：从临床总结讲，强直性脊柱炎绝大多数是腰椎病严重病变所致，因邪入脏腑严重影响了肝肾功能，肝肾同源，肝主筋，肾主骨，肝肾既是先天气血之源，又参与后天气血的生成与营养筋骨的作用，又因导致肾阴虚而生内热，患者自感身体燥热而不注意辟邪，以至大量风、寒、湿邪乘虚而入，日久病变为痹。筋僵骨硬，生理前突消失而强直，椎体间骨生架桥，筋膜角质化，患者身体僵硬，严重者运动障碍，疼痛难忍。此病属"着痹"，久治不愈发为尪痹。

（2）诊断：椎体有陈旧伤科，筋骨僵直弯曲，椎体生理前突消失。

（3）治疗：西医认为治疗此病有相当大的难度，中医论述为"痹"，但药物又久攻不下，实为顽痹。师父临床经验认为此病绝对可治，但需要一定的时间，据不同病情、年龄、体质，需 10 ~ 15 个疗程时间的治疗。此病更是极为复杂的工程，大概分为两个阶段治疗，需内外兼治，即内调脏腑气血，外整筋骨，但与腰椎病治疗法则不同的是，不能先松筋骨，再重点调脏腑气血，因为此病僵缩严重，不可能松动筋骨，如上手松筋骨，会给病人造成相当大的痛苦和不良反应。

第一阶段：施以杨氏脏腑经络点穴疗法内外手法兼施，内以调脏腑经络气血为主，尤以肝肾气机为要，以强气血、化顽痹、荣筋骨；外施松解手法，由轻到重循序渐进，点按各部位重点经穴，这一阶段大概要5～6个疗程。

第二阶段：化解顽痹，恢复筋骨功能。继续内调脏腑气血，重点转移到外施手法，要在患者能忍受的情况下，实施腰部、颈部、上肢、下肢部的松解，逐步加大患关节运动幅度，解除粘连与挛缩，配以点按各部经络的重点穴位。在此基础上，施以治疗腰椎病的复位手法，整复筋骨，此阶段大概要5～6个疗程。

（4）病例：任某，男，43岁，电力职工。初期腰痛，经多年治疗效果不理想，而且疼痛加重，椎体僵直，体形改变。诊为强直性脊柱炎，主诉：腰椎疼痛20多年，现行动受限。症见腰椎强直，身体不能转侧，施以疗法，内调脏腑气血，松解筋骨，祛寒邪，后经疗法整复筋骨，8个疗程痊愈，疼痛全消，转侧自如。

（5）体会：强直性脊柱炎，中医称为"脊痹"。师父认识到腰椎病变乃感受大量寒邪病变而成。中医对此症有很清楚的认识，中医任何单纯的治疗方法对中前期未发生严重病变者可有缓解疼痛症状的作用，但对于中后期严重病变者均不能取得满意的治疗效果。如中医内科服药，只是缓解疼痛症状，中医骨伤推拿如施以一般性的按摩和筋骨整复手法，同样疗效不会理想。

①因病变影响脏腑气血对筋骨的营养，单纯的对筋骨推拿按摩不可恢复筋骨功能。

②病变到强直状态，手法根本不能整复，只有筋骨功能得复，才能施以手法，整复筋骨。疗法内调脏腑气血，荣养筋骨，恢复脏腑筋骨功能，再施手法整复筋骨，此病得治矣。

4. 股骨头坏死释疑与治疗：股骨头坏死症，现代医学无特效药可治，只是药物缓解疼痛症状。病变发展到最后阶段，采取更换人工股骨头的治疗方法，医疗费用昂贵，而且换了3～4次后，还可能最终截肢。

师父认为，大可不必采取更换人工骨股头的治疗方法，就是更换黄金制造的股骨头也不如自己的股骨头，因其不含有生命物质，不能与人体融为一体。杨氏疗法治疗此病，不更换人工股骨头，疗效甚佳。临床中医内科通过服药能缓解疼痛症状，但不能痊愈。有些中医推拿按摩师，用手法单纯治疗局部，只是短暂地缓解疼痛症状，也不能痊愈，为什么？因为，内科行血化瘀或行气化痹的服药疗法，与推拿按摩施以局部治疗手法均存在着对疾病认识的片面性，治疗方法的作用存在着局限性。师父认为，股骨头坏死乃3种原因导致的综合性疾病，归其为"骨蒸"范畴，不可小视，必须采取综合性的治疗法则与方法，治疗此病显示了疗法的综合性治疗方法的显著效果，体现了中医认识疾病与治疗疾病的整体观与辨证施治，所以才能治疗此症。

（1）释疑：股骨头坏死临床上分继发性与药源性两种，药源性是大量使用激素类药物所致，临床药源性为多见。师父认为：继发性股骨头坏死症乃是股骨伤科疾病治疗不当，病变而成，股骨的损伤不论当初为何种症状，只要手法复位，活血化瘀，即可不令病变为此症。因损伤没有得到正确的治疗，同强直性脊柱炎、类风湿病变同理，经一系列病变，营虚、卫不固、风、寒、湿三邪导致肝肾气机失调，气血不能滋养筋骨，日久湿蕴化热为蒸，骨蒸湿热为毒，日久病变发为骨痹。股骨头坏死，不能新陈代谢，股骨疼痛出现运动障碍，生活不能自理。

（2）治疗：

①治则：行血化瘀、除蒸化痹、生骨润肌。

②治疗：a. 施以杨氏脏腑经络点穴疗法整体调整，即内外兼治：内调气血、肝肾气机，恢复肝主筋、肾主骨的功能，以行血化瘀，行气化痹、除蒸。外施手法：松解筋骨，化解病灶，行血止痛，恢复筋骨功能。点按巨骨、五枢、维包、提托、急脉、足五里、维道、阴廉、府舍、环跳、冲门、承扶、殷门、委中、承山、昆仑、太溪穴，行气血，化解病灶，荣养筋骨，促进对坏死组织的吸收，激发肌体、骨骼的再生功能，这一过程需2~4个疗程，即可收到满意的治疗效果。b. 向患者科学地解释，使其正确地认识气功，如果患者能在治疗过程中修炼气功，配合治疗，康复的效果会更好。

（3）病例：李某，男，60岁，某厂厂长。京城五大著名医院诊断为股骨头坏死症，一致动员其手术更换人工股骨头。其闻知更换股骨头的弊端，坚信中医学一定能有办法治好自己的病，所以京城四处寻觅良医，坚决不手术。有缘于北京，某中医专家门诊部得遇师父。经师父施以2个疗程的治疗，结合修炼医疗内功，痊愈。

（4）体会：中医认识到此症为肝肾气机失调所致。师父在临床总结认识到：①因患者曾有伤科疾患；②肝肾气机的严重失调；③风、寒、湿邪大量的外侵。三种病因导致，痹久为蒸，交错而发。所以，要治此症必须恰到好处地解决上述三种发病因素，也就是说先调气血，次祛湿寒之痹、热蒸之毒，恢复人体再生能力，整复筋骨，此病复矣。

二、神经精神科疾病

（一）神经精神科疾病的释疑

神经科（精神科）疾患近代发病呈上升趋势，据有关资料显示，青少年患者已达4000多万，师父认为此类疾病会呈更加明显的上升趋势，其中包括智障、自闭、孤独、多动、抽动等疾病。现代医学通过服用调治神经药物或采取训练式心理疗法，治疗效果不理想，为什么？现代医学对此类疾病病理、病机认识不清，治则、治法不合理。中医认为此类疾病是神魂不宁，神魂被扰所致。师父认为：此类疾病大部分是先天性疾病，即母亲妊娠期间，抑郁不舒，精神紧张或受外界突然刺激，情志被扰，传导于胎儿，扰乱胎儿神魂所致，实乃心、肾、肝、胆病证，少部分为幼儿头部缺氧所致。治疗此症，必重视对心、肾、肝、胆经的调整，化解病灶，疏通经络，安镇神魂，此类疾病方可治愈。

（二）神经精神科疾病治疗

1. 神经衰弱：神经衰弱多见于青壮年，中医学将本病症状纳入"郁证""心悸""不寐""虚损""遗精"等病症中。

（1）释疑：现代医学认为本病是一种以大脑功能障碍为特征的疾患，正常人大脑皮层兴奋与抑制两大过程保持着相对的平衡协调，整个机体保持健康状态，在内在因素与外在因素的变化时，相互制约，相对转化。这两大过程出现平衡失调，如精神创伤及长期的紧张疲劳因素均可导致，大脑皮层的抑制过程减弱，引起极度兴奋，迅速疲劳发病。

中医学认为，本病与心、肝、脾、肾等脏的经络气血虚弱或失调有关，病因如下：肾阴亏损：以致肝阳亢盛，心火上炎；忧思过度：耗伤心脾以致脾虚血少，无以养心；情志抑郁：肝失疏泄，气机不畅，脾失运化；肾阳虚损：体质素虚，加以房事不节，疲劳过度。

（2）诊断分析：本病的治疗着重于补虚，按心、肝、脾、肾的不足，分别施以不同的治则与治法，以调整机体内部的相对平衡。

①阴虚阳亢：症见头胀头晕，眼花耳鸣，健忘，注意力不集中，烦躁易怒，腰背酸痛，咽干口燥，小便黄赤，舌质红，少苔或薄苔，脉弦数或细数，腹诊见小腹病灶。

②心脾两虚型：症见头晕目眩，面色苍白，少气倦怠，胆怯易惊，失眠多梦，记忆力减退，月经不调，食欲不振，舌质淡红，苔薄白，脉细弱，腹诊见上腹病灶。

③肝脾失调：症见精神抑郁，躁急易怒，时而胸闷胁痛，呕恶，噫嗳不舒，喉中如梗，脘腹痞结胀痛，胃纳少，苔白，脉弦，腹诊见肋下病灶。

④肾阳虚型：症见面色㿠白，精神萎靡，腰酸膝软，纳差，小便清长，身寒肢冷，少寐易醒，阳痿早泄，遗精，苔淡白，脉沉细或虚弱无力。腹诊见小腹病灶。

（3）治疗：

①治则：a. 阴虚阳亢：滋阴降火，平肝潜阳；b. 心脾两虚：健脾养心，益气补血；c. 肝脾失调：调理肝脾，开胸顺气降逆；d. 肾阳虚损：温肾壮阳，益气补虚。

②治法：a. 体现中医整体观，施以疗法整体调整的治疗手法，疏通相贯脏腑经络气血，增强三焦气化作用，化解病灶，恢复相关脏腑正常功能。b. 突出辨证施治。

阴虚阳亢：施以滋补、清下手法，主穴为关元、中极、左肾俞、章门、阴陵泉、神门、京门穴。

心脾两虚：施以补益之手法，主穴为中脘、脾俞、神阙、膻中、心俞、足三里、内关、极泉穴。

肝脾失调：施以和、降手法，主穴为肝俞、脾俞、中脘、章门、阳陵泉、大包、四神聪、足三里、天突穴。

肾阳虚损：施以温补手法，主穴为关元、中极、右肾俞、命门、神阙、涌泉穴。

（4）病例：武某，女，31岁，症见：失眠多梦，彻夜难眠，头晕头痛，记忆力减退，月经不调，食欲不振，面色苍白，十分痛苦。舌质淡，苔薄白，脉细数。腹诊见上腹病灶。经施疗法2个疗程痊愈。

（5）体会：疗法调整此病见效极速、极佳，一般治疗一两次即可入睡，且无毒性及不良反应，不影响学习与工作。古人云"善医者先医其心"，做好患者的思想工作，配合调整情绪。精神放松，劳逸结合，快则1周，慢则2周即可痊愈。

2. 癔病（精神病）：癔病多发于青壮年，尤以女性多见，多数在精神因素刺激后，呈周期性发作，本病属中医学"脏躁""郁证""厥证""百会病"范畴。现代医学中大脑植物神经紊乱、神经症、精神分裂症可参考本病。

（1）释疑：现代医学认为，精神创伤是诱发本病的一个重要因素，一般发生于神经抑制性弱的人，这种患者的性格和特征表现为情感反应强烈而不稳定，易受暗示，自我暗示强烈，自我为中心，并多幻想。发病原理多由大脑皮层自主神经遇到刺激，导致皮层、皮下部位相关的功能障碍而发病。中医学认为，本病是因七情过激，心神被扰所致，经云："心静则藏神，若为七情所伤，则心不得静，而神躁扰不宁也。"说的是抑郁、恼怒、思虑、忧伤、惊恐均可使气机运化失常，郁涩不通，久之郁则生滞，气滞而令血滞，血脉涩滞，心无所养而神浮或郁久化火生痰，痰阻清窍或化火生邪，邪扰心包，继而影响三焦气化，出现局部与全身症状。

（2）诊断分析：本病可分为精神障碍和躯体功能障碍。精神障碍常见游走型：口中念念有词，含糊不清，四处无目的边说边游走；癫狂型：极度兴奋，打人骂人，力大无比；缄默不语型：性情孤僻，见人躲避不交谈；哭笑型：大哭大笑反复无常，不听劝阻；癔瘫型：发病全身瘫痪，严重者卧床不起，失音失听，不能进食，全身萎缩而亡。其中，缄默不语与癔瘫为虚证，为意外刺激伤阴魂。游走型、哭笑型、癫狂型为实证，为伤阳神。前者阴虚，后者阳亢。

（3）治法：

①治则：前者调整肝、胆、脾、胃，滋阴升阳，驱邪醒神。后者调整心、肝、脾、肾，滋阴潜阳，泻火清浊。

②治法：a. 体现中医整体观，施以疗法整体调整的治疗手法，疏通脏腑经络气血，增强三焦气化作用，化解病灶，恢复相关脏腑正常功能。b. 要突出辨证施治，前者以清补手法为多用，主穴为中脘、关元、涌泉、神阙、命门、百会、神门、内关、三阴交穴。后者以清泻手法为多用，主穴为中脘、关元、涌泉、神阙、命门、会阴、神门、内关穴。

（4）病例：申某，女，26岁，症见：游走型癔症，产后1个月发病，四处游走，乳回。经著名医院医治效果不理想，面色萎黄，苔黄腻，脉弦滑。经疗法治疗4天乳下，7天恢复记忆力，1个疗程后上班。

（5）体会：本疗法治疗此病有独特的优势，杨氏疗法治疗此病一般只需1~5个疗程的治疗，患者可恢复正常智力、工作、学习、生活。当然，治疗的同时需患者家属配合，术者要掌握患者发病原因，在患者清醒后做大量的思想转变工作，"善医者先医其心"。教会患者摆脱不良情绪干扰，家属要耐心地配合或调整患者生活与工作环境，帮助患者恢复记忆，做好精神转移工作或调整不利因素。

三、内科疾病

（一）内科疾病的释疑

内科疾病包括各脏腑器官，各系统所有疾患，出现酸、麻、胀、痛、冷、热、厥、晕的症状。现代医学为实证医学，治疗此病，往往针对症状服用或注射药物。中医学为辨证医学，治疗是针对引发酸、麻、胀、痛、冷、热、乏、晕的本因。师父认识到：本因就是郁涩在不同脏腑、不同部位、不同形状（点状、块状、条索状、网状）、不同性质的郁滞、瘀滞、凝滞（气血寒、气血火）、肉腐血败的不同病灶。治疗上通过平衡阴阳、疏通经络气血、化解病灶，使上述症状消失，达到治愈的目的。

（二）内科疾病治疗

1. 哮喘的释疑与治疗：支气管哮喘简称哮喘，一年四季均可发病，多因过敏及外界环境的影响而发病。呼吸急促谓之喘，喉中有声谓之哮。中医认为哮喘多与肺、脾、心、肾四脏相关联，并有多种类型。

（1）释疑：①外感风寒，邪气犯肺，或痰湿壅遏，肺失肃降，气不得舒而发，如遇情绪激动可加重；②久病之后，素体质弱，肾气虚损，肾不纳气，多因劳累而发；③职业环境，异味刺激，过敏而发。

（2）诊断分析：

风寒实喘型：恶寒头痛，胸满喘咳，甚则汗出，鼻塞流涕，痰白稀薄，唇白肢冷，口不渴，喜热饮，苔白腻，脉浮。腹诊：上腹痞硬病灶。

风热实喘型：胸胁胀痛，喘而烦热，痰稠口渴，大便结燥，小便色黄，舌质红，苔薄，脉数。腹诊：上腹虚软病灶。

肺气虚喘型：言语无力，呼吸短促，怯寒自汗，肢倦神疲，舌淡，苔薄，脉弱。腹诊：下腹虚软病灶。

肾阴虚喘型：面红烦躁，手足心热，喘咳咽痛，舌红，脉细数。腹诊：下腹虚软病灶。

肾阳虚喘型：恶寒身冷，喘而浮肿，肢体倦怠，纳差，脉细微。腹诊：下腹痞硬病灶。

（3）治疗

①治则

风寒实喘型：宣肺、散寒、平喘。

风热实喘型：泻肺、降火、平喘。

肺气虚喘型：补脾、益气、平喘。

肾阴虚喘型：滋阴、纳气、平喘。

肾阳虚喘型：补肾、纳气、平喘。

②治法：a. 体现中医整体观，施以整体调整的治疗手法，调整相关脏腑经络气血，增强三焦气化作用，化解病灶。恢复相关脏腑功能；b. 突出辨证施治。

风寒实喘型：施以温散之手法，主穴为好风池、中府、云门穴。

风热实喘型：施以清散之手法，主穴为巨髎、风池、天突、合谷穴。

肺气虚喘型：施以补益之手法，主穴为肩井、合谷穴。

肾阴虚喘型：施以滋阴补益之手法，主穴为血海、大椎、阳关、天突、左肾俞穴。

肾阳虚喘型：施以补益之手法，主穴为血海、天突、右肾俞穴。

（4）病例：刘某，男，49岁。1993年11月底来诊。患哮喘近20年之久，服药、喷气雾剂仅缓解症状，每于深秋、初冬季节则发。就诊时哮鸣有音，劳累后加重，影响工作与生活。舌红、苔薄白、脉滑数。诊为风寒、阴虚兼证。施以杨氏脏腑经络点穴疗法，3个疗程痊愈。

（5）体会：脾为生痰之源，脾肾虚弱，气化无力而成痰。肺为储痰之器，宿痰伏于肺与呼吸道内而发为哮喘。此病需经2~3个疗程的治疗，第一疗程，重调三焦气化，尤以清上焦宿痰为主。第二疗程，要侧重于健脾益肾，以绝生痰之源，无痰不作喘，此病愈矣。师父通过治疗此症认识到，治疗不仅要清内伏宿痰，而且要绝生痰之源，要达此目的就要有能力恢复肺、脾、心、肾的功能，如四脏功能得复，此症易治。

2. 痛风的释疑与治疗：痛风现代医学又称无名肿痛，病因不明，无特效药可治，我国南方称流火症，北方称丹毒症。

（1）释疑：内因肝肾气机失调，外因寒湿内侵，阴虚寒极，生湿热，转而为毒邪，所以为湿热流注关节疼痛为主症。

（2）辨证分析：症状表现多为单个或多个关节红肿，疼痛难忍，常与糖尿病并发。脉沉细弦紧，舌红，少苔。应以行气化湿、滋阴清毒为治则，重调肝肾为治法。气血虚弱故脉沉细，肝郁气滞故脉弦，痛甚故脉紧。

（3）治疗：①治则：滋阴益气、祛湿清毒。②治法：a. 体现中医整体观，施以疗法整体调整的治疗方法，疏通相关脏腑经络气血，增强三焦气化作用，化解病灶，恢复相关脏腑正常功能；b. 突出辨证施治，施以补益之手法，主穴为关元、中极、梁门、天枢、肾俞、风市、阴陵泉、病灶循经阿是穴，视不同的病情、病程、体质，一般需2~6个疗程即可治愈。

（4）病例：王某，男，49岁，痛风7年，初发次数少，疼痛症状轻，后愈频发，疼痛愈甚，自称发作时生不如死，脉沉细弦，舌红少苔，施以杨氏脏腑经络点穴疗法3个疗程，至今3年未复发。

杨氏推拿

按摩疗法

（5）体会：此病多因外感寒湿，日久又遇肝郁气滞，阴虚化火，所以临床必以滋阴解郁、祛湿清热化毒为治则，并嘱患者提高修养，调整好情绪，适当节制性生活，既有利于康复，又可避免复发。

3. 静脉炎（栓塞性坏死）的释疑与治疗：静脉炎现代医学又称栓塞性坏死，症状为患肢局部肿大、疼痛难忍，初期颜色红肿，后期色黑紫，行步困难，无特效药可治，最后只能做截肢手术处理，师父把此证列为"痹证"范畴。

（1）释疑：此病为肝肾气机失调，肝郁气滞，郁涩寒湿日久化火为毒，由血瘀转为血败之证，灼热疼痛，脉沉濡弦细，舌红、苔白腻。

（2）辨证分析：病日久故脉沉，肝郁气滞故脉弦，寒湿凝聚故脉濡，气血虚弱故脉细，此为肝肾失调、郁涩寒湿、固凝血道，日久化火为血败之证，故灼热疼痛。

（3）治疗：①治则：益气行血、清热排毒。②治法：a. 体现中医整体观，施以整体调整的治疗方法，疏通相关脏腑经络气血，增强三焦气化作用，化解病灶，恢复相关脏腑正常功能；b. 突出辨证施治，施以补益之手法，主穴为关元、中极、章门、气海、气冲、肺俞、肝俞、梁门、天枢、肾俞、风市、阴陵泉、病灶循经阿是穴。视不同的病情、病程、体质一般需 2~5 个疗程即可治愈。

（4）病例：韩某，女，43 岁。症见双膝以下肿大，色黑紫，无行走能力，疼痛难忍。经著名医院诊为坏死性静脉炎，住院治疗未愈恶化，建议做双下肢截肢手术，脉沉弦细，舌红，苔白腻。经施以杨氏脏腑经络点穴疗法，3 个疗程，双膝关节以下完全消肿，肤色恢复正常，可拄拐杖行走，终止治疗，嘱其自行锻炼恢复双腿功能。

（5）体会：师父施以杨氏脏腑经络点穴疗法调治此症多例，证实中医学对此种疾病的认识与治疗的科学性，有多少此症患者被截肢，给身体、精神、生活造成痛苦，师父希望救治更多的此类患者。

4. 脾胃病的释疑与治疗：中医脾胃病包括胃部的所有疾病，如急、慢性胃炎，食道、贲门、幽门的疾病，均可能出现中医的胃脘痛、恶心、呕吐、反胃、嗜酸、嘈杂、痞满等症状。现代医学认为：慢性胃炎系指胃黏膜非特异性炎症或食管等部位神经丛的变性，引起自主神经系统的功能失调，交感神经作用占优势，食管运动功能不协调。

（1）释疑：中医认为，本病多因郁闷气滞不舒，忧愁过度而气结痰凝，饮食不调，喜食生冷，嗜酒无度，过食辛辣、生冷、过热或带菌的饮食物，或着衣不慎，胃部受寒冷空气影响，刺激胃黏膜或神经系统。脾胃相为表里，脾主升，主运化，胃主降，主受纳。《景岳全书》曰："脾胃之伤于内者，惟思、忧、愤怒最为伤心，心伤则母子相关，而化源隔绝者为甚，此脾胃之伤于劳倦情志者较之饮食寒暑者为更多也。"说的是不良情绪对脾胃系统疾病的影响尤为重要。

（2）诊断分析：脾胃病起病缓慢，早期轻微不被重视，当环境、情绪与饮食习惯突变，脾胃不能适应会出现明显症状，如上腹不适、嗳气，反酸、恶心、呕吐、疼痛、食欲减退、消化不良，疼痛一般出现在上腹部偏左，范围较广，无局限性压痛，胃炎患者食后疼痛加重，嗳气后感舒适。久治不愈者转为慢性胃炎，影响脾胃后天造血功能，出现消瘦，面色萎暗，四肢无力。临床多分以下类型：

①肝气郁凝型：食物咽下嗝逆不顺，胃脘及胸中阻隔并感疼痛不舒，胸胁胀满，重则水谷不下，反流食物与痰涎，大便干燥，患者日渐消瘦，精神疲惫，苔腻，脉弦滑，腹诊多见上腹痞硬病灶。

②宿食积滞：多因过饱而卧，食积而发，胸腹满，嗳腐吞酸，或恶心，腹痛，体温升高，纳食无味或不思饮食，苔厚，脉涩，腹诊见上腹硬滞病灶。

③阴虚胃热：胃部嘈杂不适，有烧灼感，吞酸呕吐，吐物酸苦或夹有黄水，口干且苦，渴喜冷饮，大便秘结，小便短黄，舌质微红，苔薄黄或黄腻，脉洪数或弦数有力，或因肾阴亏虚引生内热淫于胃，或因多食甜、热食物未伴食咸味所致。

④脾肾阳虚：脘腹胀满，滞闷，喜按，得暖则舒或朝食暮吐，吐未消化食物，纳少或不思食，舌质淡，苔薄白而润，脉细数，腹诊见上腹水滞病灶。

⑤阳虚胃寒：胃脘寒闷不舒，腹痛绵绵，呕吐清水，遇冷则剧，喜热饮，大便溏泄，小便清长，舌淡，苔薄白，脉沉迟或沉紧，腹诊见上腹阴寒病灶。

（3）治疗：

①治则：a. 肝气郁凝：疏肝理气，豁痰健脾；b. 宿食积滞：健脾

杨氏推拿

按摩疗法

消食；c. 阴虚胃热：补益脾胃，清热和中；d. 脾肾阳虚：温补脾肾；e. 阳虚胃寒，补益脾阳，温中散寒。

②治法：a. 体现中医整体观，施以整体调整的治疗手法，调整相关脏腑经络气血，增强三焦气化作用，化解病灶，恢复相关脏腑功能。b. 突出辨证施治。

肝气郁滞型：多用通散手法，主穴为中府、云门、膈俞、肝俞、肩井穴。

宿食积滞型：采用通泻手法，主穴为巨阙、中脘、足三里穴。

阴虚胃热型：采用清热补虚手法，主穴为关元、章门、中极、左肾俞、膈俞穴。

脾肾阳虚型：采用温补手法，主穴为关元、中极、中脘、右肾俞，足三里穴。

阳虚胃寒型：采用温中、和胃手法，主穴为巨阙、神阙、足三里穴。

（4）病例：姚某，女，36岁。形体消瘦，面色萎暗，瘀斑，胃疼纳差。西医诊为浅表性胃炎，服药多年不愈。舌绛，苔腻，脉弦滑，诊为肝郁气滞型胃炎，经施以杨氏脏腑经络点穴疗法2个疗程，痊愈，食欲增加，面色红润，体重增加2.5kg。

（5）体会：师父认为：多数脾胃病1个疗程即可治愈，重要的是需要患者的配合、养护以防复发。①畅情志；②忌暴食或食后即卧，少食肥甘、甜热之物，生猛海鲜生冷之品；③劳逸结合，节制房事；④适寒暑。

5. 冠心病的释疑与治疗：冠心病即冠状动脉硬化性心脏病，多见于中老年，在我国女性多于男性，现代医学认为系由于冠状动脉粥样硬化导致不同程度的心肌缺氧、缺血而发病，主要症状：胸骨后有阵发性疼痛，可放射到肩、上肢或背，以左肩或左上肢多见，可由前臂内侧直达小指与无名指，可伴有四肢冷或发绀等症状，大部分患者因劳累或情绪变化诱发，每次发作仅几分钟，一般不超过15分钟，休息后迅速缓解，但病程大多为进行性，最后引起心肌梗死。

中医学称为"胸痹""心病""真心痛"，《内经》云："心病者，胸中满，胁支痛，肋下痛，膺背肩胛痛，两臂内痛。"又云："真心痛，必卒然大痛难言，时冷而爪甲青，旦发夕死，夕发旦死，不可治也。"

（1）释疑：中医学认为，七情内伤，导致体质虚弱，寒邪乘虚而入，若侵入血脉内，则血流郁涩，侵入经脉，气滞不通，血脉瘀塞，引发心痛，污血冲心，则为真心痛。或脾虚不运，聚湿成痰，壅滞胸腹，气化入血脉，形成瘀血，或肝肾阴虚，心血虚滞，或气血两亏，阴血不足，气机不畅，心气不至，可导致心痛。下面分类型辨证。

（2）诊断分析：

①胸阳不振型：心阳不运，则心脉闭阻，面色苍白，心悸心痛，胸闷憋气，气短，乏力，畏寒，肢冷，夜寐不安，或自汗出，舌淡胖嫩，苔白腻，脉沉、缓或结代，腹诊：见心下病灶。

②心血瘀阻：心为血瘀阻滞，症见心悸刺痛，痛引肩背，舌质黯，舌边有瘀点，脉沉、涩或结，腹诊：见痹结病灶。

③心阳虚脱：症见心痛持续，甚至昏迷不省人事，四肢不温，指甲青紫，大汗淋漓，舌紫暗，苔白，脉微欲绝。腹诊：见痞结病灶。

④心血两亏：气血两亏，心气不足，症见心悸心痛，夜间憋气，头晕耳鸣，倦怠无力，腰酸腿软或手足心热，食纳减少，面色无华，夜寐不安，喜出长气，舌质紫暗，苔白少津，脉细、弱或结代，腹诊：见胁下病灶。

⑤肝肾两虚：肝肾阴虚，症见心血瘀阻，心胸憋闷，夜间心痛，头晕目眩，低热盗汗，口干，腰酸胫软，舌质嫩红或舌边瘀点，脉细、数或细涩，腹诊：小腹病灶。

⑥脾虚痰湿：肥人多痰，心阳痰浊阻滞，症见胸膈憋闷疼痛，心悸不安，头蒙如裹，嗜睡怠倦，咳嗽痰稀，舌苔白厚腻，脉弦滑，腹诊：见水滞病灶。

（3）治疗：

①治则：

胸阳不振：温心助阳，宣通脉络。

心血瘀阻：活血祛瘀，通利血脉。

心阳虚脱：急调阴阳，开窍醒神。

气血两亏：补益气血，调整肝肾。

肝肾两虚：滋补肝肾，活血化瘀。

脾虚痰湿：健脾除湿，祛痰通阳。

②治法：a. 体现中医整体观，施以整体调整的治疗手法，调整脏腑经络气血，强化三焦气化作用，化解病灶。恢复脏腑功能；b. 突出辨证施治。

胸阳不振：施以温通之手法，主穴为心俞、风门、神阙、膻中穴。

心血瘀阻：施以通利之手法，主穴为极泉、内关、外关穴。

心阳虚脱：施以补益之手法，主穴为人中、膻中、神阙、气海穴。

气血两亏：施以补益之手法，主穴为气海、血海、膻中穴。

肝肾两虚：施以滋补之手法，主穴为肝俞、肾俞（左）、关元、中极、阳陵泉、期门穴。

脾虚痰湿：施以清、通之手法，主穴为大包、脾俞、中脘、肺俞穴。

（4）病例：蔡某，女，80 岁。患者症见：四肢不温，指甲青紫，大汗淋漓，舌紫黯，苔白，脉微欲绝。经施杨氏脏腑经络点穴疗法 2 个疗程痊愈。《黄帝内经》云："经络决死生，处百病，调虚实，不可不通"。杨氏脏腑经络点穴疗法，只用一双手调治经络，能治愈此症，证实了中医学的科学性与实用性。

（5）体会：此病一般 2～3 个疗程的治疗即痊愈，冠心病的治疗，中医有绝对的优势，师父认为冠心病的治疗一定要认识到决不能只治疗心脏，而应认识到此病是多脏气机失调。

总之胸痹的形成因素复杂，临床中发现与颈椎病有相当密切的联系，临床 90% 的胸痹患者有颈椎病灶。因此师父认为：a. 调整脾、肝、肾气机功能，强化气化作用，以除湿、祛痰、化瘀、益气、行血；b. 去除病因，调整好颈部病患与病灶，根除病源。本书论述颈椎病时曾强调颈椎病变是心脑血管病的重要成因之一，即为此意。

5. 高血压病的释疑与治疗： 高血压病是以动脉血压升高为主要表现的疾患。高血压可分原发性与继发性两种，后者是由其他疾病如肾脏、内分泌、颅内病变引起的一种症状，前者称高血压病，是一种全身性心血管疾病，属于中医的"头痛""眩晕""惊悸""不寐"等范畴，并与"心悸""胸痹""中风"等有一定联系。

（1）释疑：高血压是由于高级神经活动障碍而引起血管舒张收缩

功能失调所致，精神因素为重要的诱发因素，在高级神经活动失调后，垂体、肾上腺皮质系统的紊乱也是使血压升高的附加因素，由于全身小动脉持久收缩，各器官缺血，尤其是肾脏缺血，引起一系列体液变化，以及小动脉硬化等因素，可使血压恒定增高。中医认为本病多因七情过激、虚损、饮食失节等因素所致，肝、肾阴阳气机失调，痰湿壅盛，发病过程由实转虚，初期多为阳亢，继而阴虚阳亢，再而阴虚，最后阴阳两虚，肝有风火，可因肝火上亢，风火相煽，出现中风闭证；亦可因阴阳俱虚，虚风内动而出现脱证。又肝阳偏亢，往往夹痰湿上旋，即所谓"无痰不作眩"，可引发痰湿壅盛的症状。

（2）诊断分析：本病血压多在 140/90mmHg 之上，多伴有眩晕、头痛、心慌、失眠等症状，分型论述如下。

阴虚阳亢型：症见头晕眼花，头重脚轻，肢体麻木，两手抖动，烦躁易怒，耳鸣，舌质红，苔薄白，脉弦细，腹诊：见上腹病灶。

肝火炽热型：症见眩晕目赤，头痛头胀，口干舌燥，大便秘结，恶热，舌苔黄，脉弦数有力，腹诊：见全腹满硬病灶。

痰湿壅阻型：症见心悸眩晕，胸脘痞闷，恶心呕吐，肢体麻重，动作不灵活，舌苔厚腻，脉弦滑，腹诊：见肋下病灶。

肝肾阴虚型：症见头晕眼花，耳鸣，腰酸腿软，足跟痛，夜尿频，舌质红，舌无苔，脉沉细，尺脉弱，腹诊：见小腹病灶。

阴阳两虚型：症见腰酸膝软，足跟痛，夜尿频，头晕眼花，怕冷，肢凉，心悸气短，胸口憋闷，或有阳痿，早泄，腹泻，舌质淡或红，苔净，脉结代，尺脉弱，腹诊：见脐上动气病灶。

（3）治疗

①治则：

阴虚阳亢型：调理肝肾，育阴潜阳。

肝火炽热型：调理肝胆，滋阴清热。

痰湿壅阻型：调理肝脾，祛痰利湿。

肝肾阴虚型：调理肝肾，益气滋阴。

阴阳两虚型：调理肝肾，滋阴补阳。

②治法：a. 体现中医整体观，施以整体调整的治疗手法，调整相关脏腑经络气血，增强三焦气化作用，化解病灶，恢复相关脏腑功能；

b. 突出辨证施治，调整好相关脏腑经络，实施相关手法。

阴虚阳亢型：实施补益、泻之手法，主穴为大包、中脘、血海、绝骨、四神聪穴。

肝火炽热型：施以清、泻之手法，主穴为章门、阴陵泉、涌泉、百会穴。

痰湿壅阻型：施以清、泻之手法，主穴为大包、中脘、内关、外关、膻中穴。

肝肾阳虚型：施以补益手法，主穴为阳陵泉、中脘、关元、肝俞、肾俞、涌泉、昆仑、太溪、地机、三阴交、劳宫、血海穴。

阴阳两虚型：施以补益手法，主穴为左肾俞、右肾俞、命门、神阙、气海、血海、阴陵泉、阳陵泉、涌泉、足三里穴。

（4）病例：金某，女，40多岁。头晕、眼花、耳鸣、腰酸腿软、夜尿频、舌红、无苔、脉沉细，少腹虚软病灶，患高血压近20年，血压190/110mmHg，伴有糖尿病，多家著名医院求治不愈，来诊前靠服药稳定血压。经施以杨氏脏腑经络点穴疗法，治疗3个疗程，施手法1周停药，愈后血压稳定在130/80mmHg左右，至今未见反复。

（5）体会：此病症一般1～3个疗程即可治愈，但患者的配合很重要，所以，要求患者知道自己的病因后，要注意调整好自己的情绪，饮食有节，房事有度，加强锻炼，注意气候的变化，尤其在寒冷天气注意头部保温。另在继发性高血压疾病中，因颈椎病因素发病占有相当比例。杨氏脏腑经络点穴疗法治疗高血压病时注意对颈椎病的治疗，增强疗效，体现出杨氏疗法整体调整、又突出辨证施治的优势。

6. 糖尿病（消渴病）的释疑与治疗

（1）释疑：消渴是以口渴引饮、多食消瘦、小便频数量多、尿有甜味为特征的病症。以多饮、多食、多尿、消瘦的三多一少为特征。口渴多饮为上消，多食善饥为中消，多尿如脂为下消，其发病多与肺、胃、肾三脏有关。

（2）诊断分析：

上消：症见烦渴多饮，口干舌燥，大便如常，小便频多，舌边尖红，苔薄黄，脉洪数，胃火熏灼或心火移热于肺，肺阴耗伤，肺津不布，故烦渴多饮，口干舌燥，燥火内炽，引水自救，引水虽多，不能化生津液，肺失治节，水液直趋小便，故小便频多，大便如常，内热亢盛，故舌尖红，苔薄黄，脉洪数。

中消：症见消谷善饥，消烁水谷，形体消瘦，大便秘结，苔黄燥，脉滑实，阳明热盛，消烁水谷，故消谷善饥，胃火炽盛，耗津伤血，肌肉无以充养，故形体消瘦，津枯液干，肠道失其滋润，大便秘结，阳明燥热，里实结滞，故苔黄燥，脉滑实。

下消：小便频，数量多，尿如脂膏，或尿甜，口干舌燥，脉沉细而数，精气亏损，肾阳被耗，下焦虚惫，肾失摄纳之权，约束无权，故小便频，数量多，肾失固涩之力，脾失统摄之能，水谷精微注于肾，随即从尿中排出，故尿如脂膏，尿甜，阴虚火旺，故口干舌红，脉沉细而数。

（3）治疗：

①治则：

上消：清肺养阴，降火生津。

中消：清热润胃，降火生津。

下消：补益肝肾，固尿别浊。

②治法：a. 体现中医整体观，施以整体调整的治疗手法，疏通相关脏腑经络气血，增强三焦气化作用，化解病灶，恢复相关脏腑正常功能。b. 突出辨证施治。上消：实施清降手法，主穴为中府、云门、脾俞、列缺穴。中消：施以清降补益之手法，主穴为中脘、巨阙、建里、胃俞穴。下消：施以补益手法，主穴为肝俞、肾俞、涌泉、水泉、关元穴。

（4）病例：李某，女，42岁。糖尿病史3年，症见烦渴引饮，消食善饥，小便频数，有甜味，患者知药物的不良反应，不愿意接受药物治疗，经施疗法3个疗程症状全无，血糖、尿糖正常值。

（5）体会：辨证虽有上、中、下三消之说，但治疗不可截然分开，上消之伤津与肺燥有关；中消与胃热有关；下消与肾阴虚火旺有关。肾阴虚火旺是本病之根本，肝、肺、脾、胃、肠皆受之于肾，肾为水脏，消与渴当然首当其冲，所以施以疗法调治上、中、下三焦气化，以祛上、中、下三焦之消，故有较好的疗效。

四、妇科疾病

（一）妇科疾病的释疑

妇科疾病一般包括痛经、闭经、月经不调、不孕、不育、囊肿、肌瘤、附件炎、盆腔炎等，现代医学多认为是细菌性炎症所致，一般是以药物缓解症状或手术治疗。中医学对妇科疾病与现代医学认识不同，认为是因阴阳失衡，任、胞、带气机不畅所致，多采用保护性治疗方法，以求治本。师父认为：此类疾病一因患者情志抑郁不舒；二因下焦湿热，致使阴阳失衡，肝、肾、任、胞、带气机不畅所致；三因感受寒湿或因不洁性生活，形成病灶。所以临床应化解病灶，疏肝理气，排除寒湿，清除湿热，调畅任、胞、带气机，方能治愈此类疾病。

（二）妇科疾病治疗

1. 痛经的释疑与治疗：痛经，是指妇女在经期前后出现小腹剧烈疼痛，影响工作、学习、生活的疾患。临床上，痛经可分原发性与继发性两种，原发性痛经多见于年轻妇女，与初潮、自主神经紊乱、子宫痉挛性收缩有关，亦可有子宫发育不良、子宫颈狭窄、子宫过度屈曲等，影响经血畅行而致；继发性疼痛，常继发于生殖器官器质性病变，如炎症、子宫肌瘤，或子宫内膜异位等。

（1）释疑：痛经主要是气血运行不畅，不通则痛，原因如下：①气血凝或有瘀血，久积而痛。②内伤七情，以致郁结，不行而痛。③素日不注意寒凉，风冷客于冲任而痛。④经水临行，误食冷物，寒滞于经水而痛。

（2）诊断分析：本病亦有虚实寒热，张景岳云："实痛多痛于未行之前，经通而痛自减；虚痛者痛于既行之后，血去而痛未止，或血去而痛益甚。"临床上按之痛甚者为实，按之痛减者为虚，得热痛减者为寒，痛甚于胀者为血瘀，胀甚于痛者为气滞。

气滞血瘀：症见经前或经期小腹胀痛，下坠，拒按，经量少或经行不畅，经色紫暗有血块，块下痛减，经前乳房胀痛，经期头痛或偏头痛，舌质暗紫，或有斑点，脉沉弦或沉涩，腹诊见凝滞病灶。

寒湿凝滞：症见经前或行经中小腹疼痛而冷，得热病减，经量少，色暗红或紫，混有血块，苔白润或腻，脉沉紧，腹诊见寒凝病灶。

气血虚弱：症见经前或经后小腹绵绵作痛，按之痛减，月经量少，色淡，后稀薄，精神倦怠，言语低微，面色苍白，舌质淡，脉虚细，腹诊见腹软病灶。

（3）治疗：

①治则：a. 气滞血瘀：行气活血，祛瘀止痛；b. 寒湿凝滞：散寒利湿，温通血脉；c. 气血虚弱：调理脾肾，补益气血。

②治疗：a. 体现中医整体观，施以整体调整的治疗手法，疏通相关脏腑经络气血，增强三焦气化作用，化解病灶，恢复相关脏腑正常功能。b. 突出辨证施治。

气滞血瘀者：施以通散手法，主穴为气海、肝俞、章门穴。

寒湿凝滞者：施以湿通之手法，主穴为气冲、关元、三阴交、血海穴。

气血虚弱者：施以补益手法，主穴为大包、中脘、关元、中极、脾俞、肾俞穴。

（4）病例：患者，女，39 岁。痛经拒按，得热痛减，经量少，色暗红有块，脉沉弦紧，舌暗紫斑点，苔白腻，腹诊见寒凝病灶，诊为气滞血瘀、寒湿凝滞并发，施予疗法，2 个疗程痊愈。

（5）体会：临床，气滞血瘀与寒湿凝滞并发多见于青年妇女，属于原发性痛经。气血虚弱多见于中年妇女，属于继发性痛经。施术杨氏疗法，一般 1~2 个疗程即可痊愈，临床嘱患者调整好情绪，注意禁食寒冷饮食。

2. 闭经的释疑与治疗： 闭经，十八九岁女性月经尚未来潮，或已有月经又停止 3 个周期以上者称为闭经。前者为原发性闭经，后者称继发性闭经。未婚女子闭经，古人称室女闭经。

（1）释疑：现代医学认为，维持妇女正常月经，必须中枢神经系统、垂体前叶、卵巢和子宫之间的功能互相协调才能完成，如某一环节发生病变或紊乱，均会引起月经失调或闭经。

中医学据闭经的原因分虚实两类，虚者多为阴血亏虚，血海空虚，无血可下，或肝肾两亏，经血不足。实者多因气血瘀滞，瘀血内阻，胞脉不通，血不下行，总之，这些因素是通过机体病变形成病灶，影响脏腑功能，气血不足，冲任失调，造成闭经，临床辨证分类如下：

肝肾不足：由于机体发育不良，肾气虚衰，天癸未充，或多产，房劳，肝肾受损，经血不足，冲任失养而发。

气血虚弱：大量失血，或久病之后，或产后血枯，血海空虚，冲任失调而发。

痰湿内阻：《妇科切要》云："肥人经闭，必是湿痰与脂膜壅塞之故。"因为肥胖之人多痰多湿，经络受阻，胞脉不通而发。

气滞血瘀：情志不舒，肝气郁结，气机不利，血瘀不行，或行经期感受风寒，或过食生冷及寒凉药物，寒气客于血室，血凝不利，瘀阻冲任而发。

（2）诊断分析：

肝肾不足：症见月经初潮较迟，行后又出现闭经，面色晦暗，腰膝酸软，头晕耳鸣，舌质淡暗，脉细弱，腹诊见网状病灶。

气血虚弱：症见月经量少，色淡而渐至闭经，面色萎黄，神疲乏力，四肢不温，头晕心悸，气短声低，食欲不振，或腹胀便溏，唇舌色淡，脉细弱无力，腹诊见瘀滞病灶。

气滞血瘀：症见月经数月不行，小腹胀痛，精神抑郁，胸胁胀痛，舌质紫暗，或边有瘀点，脉沉涩或沉弦，腹诊见瘀滞病灶。

痰湿阻滞：症见月经停闭，形体肥胖，胸闷欲呕，神疲倦怠，带下量多，苔白腻，脉滑。

（3）治疗：

①治则：

肝肾不足：补益肝肾，养血调经。

气血虚弱：益气扶脾，养血通经。

气滞血瘀：活血祛瘀，理气通经

痰湿阻滞：行气化痰，健脾燥湿。

②治法：a. 体现中医整体观，施以整体调整的治疗手法，疏通相关脏腑经络气血，增强三焦气化作用，化解病灶，恢复相关脏腑正常功能。b. 突出辨证施治。

肝肾不足者：施以补益手法，主穴为肝俞、肾俞、血海、关元、中极、水泉、气冲、三阴交穴。

气滞血瘀者：施以通散之手法，主穴为气冲、三阴交穴。

痰湿阻滞者：施以清散之手法，主穴为肩井穴。

气血虚弱者：施以通用之手法，主穴为气海、关元穴。

（4）病例：吴某，女，26 岁。12 岁初潮后，3～4 个月行经 1 次，后闭经 3 年。精神抑郁，胸胁胀痛，舌质紫暗，边有瘀点，脉沉弦紧，腹诊寒性瘀滞病灶，诊为气滞血瘀夹寒型，施以疗法 2 个疗程，行经正常，无疼痛。

（5）体会：临床实证为多，尤以气滞血瘀夹寒较为多见，施以杨氏疗法，一般 1～2 个疗程即可痊愈。

3. 不孕不育的释疑与治疗：女子结婚同床 2 年以上，配偶健康，未采取避孕措施，而没有受孕，或生育一二胎后又数年未孕，称为不孕。不孕的原因有二：一属先天生理缺陷，二为后天病理变化，此文论述后天不孕。

（1）释疑：

肾虚：肾气不足，精充血少，血海空虚，月经量少，胞宫失于温煦，故不能摄精成孕；肾阳虚损，命门火衰，失于温煦，故面色晦暗，精神疲惫，腰酸膝软；肾司二便，虚则不能制约膀胱，故小便清长；肾阳衰微，故舌淡，苔白润，脉沉迟。

血虚：阴血不足，冲任失养，故无子；血虚不足以荣养全身，故面色萎黄，形体消瘦，头晕目眩；血海不足，故经期推后而量少；血虚不易化赤，故经色淡，舌淡，脉沉细。

痰湿：肥人多痰湿，痰湿壅盛，则形体肥胖；湿痰壅滞气机，躯脂阻塞胞宫，故多年未孕；痰湿内阻，升降失调，清阳不利，故头晕心悸；脾虚气弱，故面色㿠白；脾虚湿滞，湿浊下注，故白带黏稠而多；痰湿内蕴，故苔厚腻，脉滑。

肝郁：情志不舒，肝失条达，气血不和，冲任失养，故多年未孕；肝郁气滞，肝经循乳房，故经前乳胀，行经量少，抑郁不乐，沉默寡言；肝失疏泄，故经期愆期量少；肝郁化火，故舌红，苔白微腻；郁逆日久，耗阴散血，肝失所养，故难成孕。

（2）诊断分析：

肾虚：症见婚久不孕，月经量少，面色晦暗，精神疲惫，腰膝酸软，小便清长，苔白而润，脉沉迟。

血虚：症见婚后无子，月经量少，色淡，周期延后，面色萎黄，形体衰弱，神疲力倦，头晕目眩，舌淡，苔薄，脉沉细。

痰湿：婚后多年无子，形体肥胖，面色㿠白，头晕心悸，白带黏稠而多，苔白腻，脉滑。

肝郁：症见多年不孕，月经愆期量少，经前乳房胀甚，性素沉默，抑郁不欢，舌红，苔微腻，脉弦。

（3）治疗：

①治则：

肾虚：温补肾阳，化血行经。

血虚：滋阴养血，化血行经。

痰湿：利湿祛痰，化血行经。

肝郁：疏肝理气，化血行经。

②治法：a. 体现中医整体观，施以整体调整的治疗手法，疏通相关脏腑经络气血，增强三焦气化作用，化解病灶，恢复相关脏腑正常功能。b. 突出辨证施治。

肾虚：施以温补手法，主穴为右肾俞、关元、涌泉、神阙穴。

血虚：施以补益阴血之手法，主穴为血海、关元、归来穴。

痰湿：施以清泻手法，主穴为大包、中脘、脾俞、足三里穴。

肝郁：施以通合之手法，主穴为肝俞、肾俞、冲门、气冲、期门穴。

（4）病例：武某，女，32岁。多年不孕，属肝郁痰湿型，腹部严重瘀滞病灶，舌红，苔白腻，脉弦滑。经施疗法3个疗程，3个月后受孕，生1子。

（5）体会：疗法依据中医理论，辨证施治，整体调治，调治此症有独特的疗效，一般需2～4个疗程的调治。临床近代肾虚、血虚较少见，肝郁痰湿较为多见，临床见多年形成病灶者，经许多高明专家施药无效，最后通过本疗法得以化解病灶，痊愈而孕。

4. 月经不调的释疑与治疗：《妇科·经论》云："妇人有先病而后

致经不调者，有因经不调而发生诸病者，如先因病而后月经不调当先治病，病去则经自调；若因经不调而后生病，当先调经，经调则病自除。"论述了妇人月经不调的规律，我们应守之。月经不调有三，逐一论之。

月经先期：月经经常提前 7 天以上者谓之先期。

（1）释疑：本病主要是因血热妄行和气虚不固所致。

血热：平素体内蕴热，或阴虚阳亢，或因精神因素，肝郁化火，使冲任受损，迫血妄行而发。

气虚：劳倦过度，饮食失调，以致脾虚中气不足，不能统血而发。

（2）诊断分析：

血热：症见月经先期，量多，色深红或紫红加血块，质浊，心烦胸闷，舌红苔黄，脉滑数有力，腹诊小腹虚热病灶。

气虚：症见月经先期，量多，色淡红，质稀薄，肢体倦怠，心悸气短，小腹有空坠感，面色㿠白，舌质淡，脉虚大无力，腹诊小腹虚弱病灶。

（3）治疗：

①治则：

血热：清热凉血。

气虚：补气摄血。

②治法：a. 体现中医整体观，施以整体调整的治疗手法，疏通相关脏腑经络气血，增强三焦气化作用，化解病灶，恢复相关脏腑正常功能。b. 突出辨证施治。

针对不同症型运用或清热或补虚手法，以解病灶。

血热施以清散之手法，主穴为关元、中极、归来、水道穴。

气虚施以补益之手法，主穴为关元、神阙、命门、中极、曲骨、气海、冲门穴。

（4）病例：孙某，女，43 岁。症见：月经先期，行经 10 天以上，量多，有血块，心烦胸闷，舌红，少苔，脉滑数有力。经施疗法 2 个疗程，经期正常。

（5）体会：本病与饮食与情绪和房事有很密切联系，而因血热患者要嘱其少食辛辣肥甘之品。气虚患者要嘱其调整情绪与节制房事，配合治疗，一般 1～2 个疗程即可治愈。

月经后期：连续两次月经周期 40 天以上一行者，称为月经后期，如偶然一次又恢复正常不称月经后期。

（1）释疑：主要是气血运行不畅，或营血不足，血海不能按时溢盈，因而月经后期。临床常见病因有：

血寒：经期过食生冷，冒雨涉水或感受寒凉，寒邪乘虚侵袭，客于胞中，影响任冲，血为寒凝，经脉不畅，以致经行后期。

血虚：因久病大病，产后失血或慢性失血，以致冲任不足，经行后期。

气滞：由于精神因素，导致血气运行阻滞，而经行后期。

（2）诊断分析：

血寒：症见月经后期，色暗红而量少，小腹疼痛，得温则舒，肢冷畏寒，面色苍白，舌淡，苔薄白，脉沉紧，腹诊见腹中寒凝病灶。

血虚型：症见月经后期，色淡，量少，小腹疼痛，面色萎黄，身体消瘦，头晕心悸，舌淡少苔，脉虚弱，腹诊见心下痞硬病灶。

气滞：症见月经后期，量少，色正常或暗红有块，少腹胀痛，胸闷不舒，乳胀胁痛，舌质暗红，苔薄黄，脉弦涩，腹诊见小腹凝滞病灶。

（3）治疗：

①治则：

血寒：温经散寒。

血虚：养血补虚。

气滞：行气开郁。

②治法：a. 体现中医整体观：施以整体调整的治疗手法，疏通脏腑经络气血，增强三焦气化作用，化解病灶，恢复相关脏腑正常功能。b. 突出辨证施治。

血寒者以温通散结手法，主穴为神阙、关元、中极、归来、冲门、八髎穴。血虚者，施以补益手法，主穴为血海、关元、神门、气冲、归来、水道、足三里、八髎穴。气滞者，施以通泻之手法，主穴为章门、中脘、大包、天突、百会、带脉、长强穴。

（4）病例：王某，女，36 岁。症见：月经后期，45 天一行，色暗红而量少，小腹疼痛，肢冷畏寒，面色苍白，舌绛，苔薄白，脉沉迟。诊为血寒型经行后期。经施疗法 1 个疗程痊愈。

（5）体会：经行后期，临床多见血寒与气滞综合为患，过去以劳动妇女多见，尤以水田劳动女性为多见，现代以青年女性多见，贪食生冷，穿衣不能应时，情绪因素的郁滞，气血与寒作用形成病灶。实施疗法，一般1~2疗程即愈。治疗同时，嘱患者调整好情绪，学会适应社会，减少不开心。

经行不定期：月经不按期如潮，先后不定，称经行不定期。

（1）释疑：本病的发病原因，主要是气血不调，冲任功能紊乱，以致血海蓄溢失常，临床以肝郁肾虚多见。

肝郁：肝主疏泄，喜条达，抑郁可引起肝气郁滞郁结，精神刺激可致肝气逆乱，血随气行，气乱则血乱，血海则蓄溢失常，故月经周期先后不定。

肾虚：素体虚弱，肾气不足，或因房事过度，冲任受损，以致肾气不守，闭藏失司，血海不宁，月经不能定期来潮。

（2）诊断分析：

肝郁：症见经期先后不定，行而不畅，量多少不定，无块，色质如常，胸闷不舒，乳胁及少腹胀痛，舌质暗红，脉弦，腹诊见肋下小腹病灶。

肾虚：症见经期先后不定，量少，色淡质清，小腹空坠，伴有头晕、耳鸣，腰部酸痛，舌淡苔薄，脉沉弱，腹诊见小腹病灶。

（3）治疗：

①治则：

肝郁：疏肝理郁，和血调经。

肾虚：调理冲任，补益肾气。

②治法：a. 体现中医整体观，施以整体调整的治疗手法，疏通脏腑经络气血，增强三焦气化作用，化解病灶，恢复相关脏腑正常功能。b. 突出辨证施治。

肝郁：施以通泻之手法，主穴为风市、肝俞、章门、三阴交、阴陵泉、血海穴。

肾虚：施以补益手法，主穴为肾俞、中脘、关元、长强、中极、血海、水泉、带脉穴。

（4）病例：陈某，女，31岁。症见经期先后不定，量少，色淡质清，小腹空坠，伴有头晕、头痛、耳鸣、腰膝酸软，舌淡苔薄，脉沉弱。诊为肾虚型病症，经施疗法2个疗程，行经正常。

（5）体会：视不同病情施以疗法，一般1～2个疗程即可如期来潮。治疗当中应嘱患者调节好情绪和节制房事，临床多见两型并发，解郁滞实肾气，血海得宁，此病愈矣。

五、儿科疾病

（一）小儿疳积的释疑与治疗

疳积，也称疳证，是指小儿消化不良，小儿饮食失调，喂养不足，或脾胃虚损，运化失宣，不能将水谷化为精微而输布全身，以致气血耗损，形体消瘦，毛发枯憔，或腹部膨大，青筋暴露，体力虚衰，缠绵难愈，精神委顿，并常伴有消化功能紊乱，现代医学称营养不良综合征。疳积多见于3岁以下乳幼儿，体重比同龄的正常小儿减轻35%以上可属本证。

1. 释疑：

（1）饮食不节，脾胃受伤，《医学正传》云："数食肥令人内热，数食甘令人中满，盖其病因肥甘所致，故名曰'疳'，若夫襁褓中之孺子……乳哺未息……遂令恣食肥甘，与夫瓜果生冷……渐成积滞胶固……而诸疳之症作矣。"

（2）喂养不当，营养失调，母乳不足或忌口过甚，喂养习惯不良，均可导致营养缺乏，渐成疳证。

（3）小儿体气素亏，先天不足，脾胃虚弱，后天调养不利，或患急慢性疾病，治疗护理不当，迁延日久，均能损伤脾胃，渐成气血虚弱之疳证。

2. 诊断分析：

（1）脾胃虚弱：症见形体消瘦，肌肉松弛，腹如舟状，按之无物，食欲不振，大便稀溏或不消化，或兼吐泻、啼哭、烦躁或精神萎靡，舌淡苔白，指纹淡，脉弱，腹诊见脐上病灶。

（2）脾虚积滞：症见面色无华，形体羸瘦，皮毛枯槁，困倦善卧，脘腹胀满拒按，夜卧不安，五心烦热，口臭磨牙，甚则呕吐，大便酸臭，小便黄浊或如米泔，舌苔厚腻，脉细无力，腹诊多见上腹病灶。

（3）气血虚弱：症见头大颈细，臀部大腿肌肉萎缩，皮肤干燥，弹性消失，面呈"小老头"状，皮色苍白或灰暗，毛发枯槁并稀疏，精神萎靡，或不安，啼声无，四肢不温，有时伴有吐泻，舌质淡，苔少而干，脉沉细无力，指纹浮露，色淡细，腹诊见上腹病灶。

3. 治疗：

（1）治则：①脾胃虚弱，则为补脾健胃。②脾虚积滞，则为消积健脾。③气血虚弱，则为健脾益胃，补气养血。

（2）治法：①体现中医整体观，施以整体调整的治疗手法，疏通相关脏腑经络气血，增强三焦气化作用，化解病灶，恢复相关脏腑正常功能。②突出辨证施治。

脾胃虚弱者，施以补益之手法，主穴为中脘、脾俞、胃俞、梁门、天枢、足三里穴。如呕吐加内关、外关穴。脾虚积滞者，施以削泻手法，主穴为中脘、脾俞、胃俞、足三里、巨阙、幽门、梁门、天枢穴。气血虚弱者，施以补益手法，主穴为中脘、大包、脾俞、肾俞、天枢、命门、足三里、气海、血海穴。

4. 体会：小儿疳积，真正的是内因——先天不足，或后天不足，即肝肾心血虚弱与脾胃经络气血虚弱或加外因，偏食或食生冷肥甘。施以疗法这里点点，那里拿拿，1～2个疗程，患儿健康生长发育。

（二）儿童多动症的释疑与治疗

儿童多动综合征是近代多发病之一，且有上升趋势，症见小儿动作多，注意力不集中，学习困难，行为和性格方面异常，国外小学生发病率为4%～20%，国内：广州为1.5%，上海为3%～10%。利太林、苯丙胺等药物治疗效果不理想且有毒性及不良反应。

1. 释疑：目前认为，神经细胞突触间隙中神经递质肾上腺素及遗传在发病上有一定影响。中医临床诊查认为，儿童多动综合征系痰热涉肝，动风而发。患儿素体心脾不健，易受外界情志刺激，积忧久郁，损于心脾，气滞津亏，痰浊内结，郁而化火，涉肝动风，犯及神明。

2. 诊断分析：本病症见肌肉不由自主抽动，挤眼龇牙，口匝肌震颤，点头耸肩，多动躁忧，做事不专注，注意力不集中，病因不同，分述如下：

（1）痰热动风：初发患儿多见，症见多动不安，日夜不知疲倦，冲动任性，自我控制力差，性情急躁，舌质红，苔薄黄，脉弦滑或弦数。

（2）虚火妄动：病情迁延日久，津伤气耗，虚火妄动，上扰心神，症见多动，抽动，心脾气虚，面㿠少华，形体消瘦，多汗乏力，纳差，肢倦，睡中易惊，舌质淡、有齿痕或花剥苔，脉细数。

3. 治疗：

（1）治则：①痰热风动：祛痰镇惊息风。②虚火妄动：补益心肺、养血安神。

（2）治法：①体现中医整体观，施以整体调整的治疗手法，疏通相关脏腑经络气血，增强三焦气化作用，化解病灶，恢复相关脏腑功能。②突出辨证施治。

痰热风动者，施以清泻之手法，主穴为肝俞、章门、期门、阴陵泉、涌泉、肺俞、中府、云门、肩井、神门、百会、风府、风池穴。

虚火妄动者，施以补益清泻之手法，主穴为心俞、膻中、极泉、涌泉、脾俞、中脘、大包、关元、风府、风池、内关、四神聪。

4. 病例：郑某，男，11岁。多动不安，上课小动作多，玩玩具，影响同学学习。尽管家长均为高级知识分子，对孩子学习方面要求甚严，但每门功课平均只在80分左右，经某著名医院诊为儿童多动症，服药2个月，学习成绩反而下降。证属痰热涉肝动风，施以杨氏脏腑经络点穴疗法，豁痰息风，1个疗程症状全无，半年后，竟以优异成绩考入北京市市级重点中学。

5. 体会：本病一般1~2个疗程即可治愈，但需家长做好配合工作。随着治疗效果的进展，家长要做好患儿的心理转变工作，指导患儿明理，克制不良行为。

（三）小儿抽动—秽语综合征

1. 释疑：小儿抽动-秽语综合征临床症见：眨眼、挤眉弄眼、张口努嘴、作怪样、点头、摇头、扭脖、挺胸、扭腰、鼓肚、携手、捏指、举臂、跷脚等，从上向下发展的怪异、抽动动作，并见频频吼叫，口出秽语或如犬吠或喉中有痰、干咳、随地吐痰，学龄前儿童多见，男多于女。脑电图、脑CT检查常为阴性，但24小时尿液中多巴胺含量常增加，现代医学对本病病因认识不明。有人认为可能与遗传有关，有人认为有脑器质性病变，可能是多巴胺神经元功能亢进所致，还有人认为精神因素与本病的发作有关。西医常用氟哌啶醇等多巴胺受体阻滞剂治疗（一般从小剂量开始逐渐加量至控制症状为最佳量），疗程需1~4年，虽有疗效，但有一定的不良反应，所以，治疗方法不理想。

2. 诊断分析：小儿抽动—秽语综合征，属于中医"肝风""瘛疭""惊惕肉跳""痉病""慢惊风"等病证范畴。"风胜则动"，风动则火生，火盛则风动，风火相煽，则熏灼津液，为痰而上壅，痰壅则气逆，气逆则窍闭。即：因风生火，因火生痰，因痰而生风，风、火、痰窜动，即可抽搐、瘛疭，顽痰作祟，痰阻气道，则喉间痰鸣、怪叫。上实下虚，阴阳失衡。小儿常阳有余，阴不足；肝常有余，肾常不足。一旦风痰鼓动，往往阳亢无制，出现刚燥擎动。肝风易化火，木火刑金，则出现金鸣异常，形声异常。尤其肺为娇脏，卫外不固，感受外风，亦能引动内风，而加重病情。本病实源于胆，胆阳虚则风动于肝，厥阴与少阳相表里，肝风源于胆阳虚，病发于肝肺，风痰鼓动，横窜于经络，形成阴阳失调，阳亢有余，阴静不足，动静平衡失调。所以应疏肝调肺，祛痰通络，平衡阴阳，阴平阳秘，即肝平、胆秘，精神乃治。此病初为，肝亢风动，痰火扰神。后期，病变日久为虚，脾虚肝亢，胆阳虚风动。

3. 治疗：

（1）治则：初期：泻肝涤痰、息风安神。后期：疏肝健脾、潜阳息风。

（2）治法：①体现中医整体观，施以整体调整的治疗手法，疏通相关脏腑经络气血，增强三焦气化作用，化解病灶，恢复相关脏腑功能。②突出辨证施治。初期者：施以清泻之手法，主穴为章门、期门、内关、百会、中府、云门、天突、肩井、阴陵泉、涌泉、神门、肝俞、肺俞穴。后期施以补益、清泻之手法，主穴为中脘、脾俞、肝俞、肺俞、中府、云门、肩井、内关、神门、百会、神阙、关元、天突、阳陵泉、阴陵泉、涌泉穴。

4. 病例：冯某，男，9 岁。面部肌肉抽动，头歪向右侧，有抽动、眨眼、秽语等恶习。因多动，注意力不集中而影响全班同学学习。曾于三家著名医院治疗，诊为抽动－秽语症，服用大量氟哌啶醇、安坦（即苯海索）等药物，治疗 6 个月，疗效不佳。症见舌红，苔薄白，脉弦细数，属胆阳虚风动，筋脉失养，施以疗法 2 个疗程，症状全无。

5. 体会：现代医学治疗此症效果不理想，药物毒性及不良反应明显。施以本疗法治疗，视不同病情，一般需 2 ~ 4 个疗程即可痊愈，突显出中医学的优势。而且此症愈早治，效果愈好，恢复愈快。

（四）小儿自闭症的释疑与治疗

儿童自闭症又称孤独症，近代发病有上升趋势，被列为疑难症之一。现代医学认为本病病因不明，有人认为与脑轻微器质性病变有关，有人认为与脑神经发育不全有关。

1. 释疑：中医认为，本病属"慢惊风"范畴，称为"孤僻"。因外界因素刺激，肝胆生热，热久伤阴耗液生痰，痰窜经络，阻滞气血，肝胆血虚，日久影响心脾，心脾气虚继而血虚，"血为神之府"，血虚则神魂无所养，久之心神、肝魂失养，发为肝郁胆怯之症，即现代医学所称的自闭症。

2. 诊断分析：本病症见患儿行为古怪孤僻，不与人接近、交谈，不合群，不与小朋友一起玩，对外界事物不感兴趣，反应淡漠，躲避生人，关闭自己，肝胆虚弱，惊恐自闭，舌红，苔薄白，脉弦细滑。

3. 治疗：

（1）治则：补益心脾，滋养肝胆，镇惊安神。

（2）治法：①体现中医整体观，施以整体调整的治疗手法，调整相关脏腑经络气血，增强三焦气化作用，化解病灶，恢复相关脏腑功能。②突出辨证施治。施以补益之手法，主穴为肝俞、胆俞、心俞、脾俞、中脘、足三里、膻中、神门、内关、涌泉、百会、阴陵泉、四神聪、人中、合谷、三阴交穴。

4. 病例：安某，男，3 岁。症见性情孤僻，目不斜视，对外界事物不感兴趣，在幼儿园不参加集体活动，不与人交谈，不与其他小朋友一块儿做游戏，喜欢独自一个人玩。就医于上海与北京几家著名医院，诊为自闭症，治疗效果不理想。并准备去美国治疗，后经人介绍来所治疗。诊断为妊娠期惊吓，母病及子，病邪传感而发，舌红，苔薄白，脉弦细滑。经施疗法3个疗程痊愈，患儿可当众唱歌、跳舞、问好并与人打招呼，行为正常。

5. 体会：本疗法治疗此症有较明显的效果，临床视不同病情，一般需3个左右疗程即可治愈。临床观察发现此症多为外界惊恐因素所致，肝胆受惊，生火生热，热无所化，热久化邪扰心，心火必炎而扰神，神、魂被扰受邪，呈惊恐之状，此症尤以妊娠期婴儿在母体中受邪为多发。在治疗，在排除病邪、祛除病症的基础上，最需家长的积极配合，尤其更需男性家长的配合，因病往往发于惊恐，需家长用不同方法，壮其胆魄，逐渐培养其接触外界的能力。另要用不同方法培养爱好，使其对周围事物产生兴趣，消除孤僻，培养过程中要注意耐心与方法。

六、面部色斑

（一）祛斑美容的释疑与治疗

面部黄褐斑、妊娠斑、日晒斑或眼圈黑暗，面容憔悴，人们多是服用一些保健品，涂用一些美容化妆品。卸装后憔悴如旧，为什么？因人们没有认识到出现上述症状是因自己已处于不健康状态，是一种疾病状态。

师父认识到：上述疾病一是情志抑郁不舒产生的病变，升于颜面。二是因脏腑功能尤其是肺、胃、大肠气机失调或妇科疾患病变上升颜面所致，要想除去上述症状，祛斑美容，光彩如初，必调治脏腑功能，解除相关脏腑经络病灶，方能达到美容目的。

（二）祛斑美容治疗

黄褐斑、妊娠斑、日晒斑、药物斑，影响相貌，影响情绪、生活质量与工作。西医认为是由内分泌失调所致，中医学认为病因是多种因素所致。

1. 释疑：中医学认识到，肺主皮毛，其华在面。肺又助心行血，肺的生理功能失常，会导致色斑而瘀，肺又与大肠相表里，大肠功能的失调也会导致色斑形成。再者，人们的不良情绪会影响肝的肃降功能，产生郁涩之气。张景岳提出六郁之说，此为其中血郁范畴之说，引斑而发。所以，临床又分不同证型。人们的饮食习惯，如过食生冷、油腻、海鲜等也可引斑而发。

2. 诊断分析：

（1）脾虚胃实型：脾虚胃实，脾虚运化无力，胃中宿食不化为实，多因平时饮食不节，或多食辛辣之味，或多食生猛海鲜，或多食生冷肥甘而发斑。症见舌红，苔薄黄，脉滑实数。

（2）肝肾虚损型：肝肾阳虚，气血运行无力，因不良情绪影响，日久产生郁涩之气，继而郁血而发斑。症见面萎黄，舌淡，苔白滑，脉弦沉弱或濡缓。

（3）肺肠燥结型：肺虚，津液不布，大肠燥结，浊气上乘于面，引斑而发。症见舌绛，苔薄燥，脉实数或浮数。

3. 治疗：

（1）治则：

脾虚胃实型：健脾泻实。

肝肾虚损型：补益肝肾，补虚举阳。

肺肠燥结型：破结通燥，滋阴润燥。

（2）治法：①体现中医整体观，施以整体调整的治疗手法，疏通相关脏腑经络气血，增强三焦气化作用，化解病灶，恢复相关脏腑正常功能。②突出辨证施治。

脾虚胃实型：施以清补之手法，主穴为脾俞、大包、中脘、足三里、巨阙、幽门、建里、梁门、天枢穴。

肝肾虚损型：施以补益之手法，以补虚举阳，主穴为章门、气冲、阴陵泉、肾俞、长强、百会、涌泉穴。

肺肠燥结型：施以通润之手法，破结通燥，主穴为神藏、彧中、气户、中府、云门、梁门、天枢、气冲、冲门穴。

4. 病例：黄某，女，39岁。满脸褐斑，面色萎暗，四肢见瘀斑，舌淡绛，苔黄腻，脉弦滑实。诊为脾虚胃实与肝肾虚损并证，施以疗法3个疗程，脸上与四肢瘀斑全消。

5. 体会：心理上的不良情绪，产生郁涩之气；饮食不规律，导致胃实肠燥，包括高血脂、高血压、糖尿病、心脑血管病、色斑等。所以，一定要注意个人修养，减少不良情绪，注意科学饮食，以助养生。

七、肥胖病

肥胖是一种疾病状态。中国人由于地区不同、体型不同、年龄阶段不同、性别不同，标准不能统一，但一般是（身高 – 1）×2cm＝平均标准，上下加减 10 为标准，超过标准 10～15kg 为微胖，超过标准 20kg 就为超胖，超过标准 30kg 为肥胖。肥胖会使人体免疫力下降，各系统负担加重，运动后会产生疲劳，尤其临床多见高血压、糖尿病、心脑血管病。所以说，肥胖影响健康或危及生命。医学界总结曰：腰围与寿命成反比。为肥胖者提出了警告。

（一）病因病机

医学界认识到：肥胖与人体内分泌失调有关，中医认为肥胖是由多种因素引发。如嗜睡、嗜坐、嗜卧，或平时常运动，后因各种原因突然停止运动而肥。如过食肥甘，营养过剩而肥。如脾肾虚弱，运化失司而肥等。

1. 气虚嗜睡型：情志不舒，气血虚弱，症见体乏肢懒，嗜睡，嗜卧，纳多耗少，日久而肥。舌淡，苔滑，脉细缓。

2. 脾虚胃实型：症见善饥多食、量大，或喜食肥甘，营养摄入多，但因脾虚不化，而皮下脂肪储存过多而肥。舌红，苔腻，脉微数。

3. 脾肾虚弱型：症见动则气喘，动则汗出，多饮善饥，舌淡，苔薄白，脉濡弱或沉滑。

（二）治疗

1. 治则：

（1）气虚嗜睡型：则为益气醒神，调解情志。

（2）脾虚胃实型：则为健脾泻实，调和脾胃。

（3）脾肾虚弱型：则为温补脾肾。

2. 治疗：

（1）体现中医整体观，施以整体调整的治疗手法，疏通相关脏腑经络气血，增强三焦气化作用，化解病灶，恢复相关脏腑正常功能。

（2）突出辨证施治。

气虚嗜睡型：施以益气通和之手法，主穴为气海、关元、中极、涌泉、内关、百会、四神聪穴。

脾虚胃实型：施以合、泻之手法，主穴为脾俞、中脘、建里、梁门、中枢、足三里、大包穴。

脾肾虚弱型：施以补益之手法，主穴为脾俞、中脘、关元、中极、涌泉、肾俞、长强穴。另外，大腿脂肪堆积型配以点按申脉、气海俞、昆仑、照海、丰隆穴。腹大腰粗型配以点按第1、2、3、4腰椎、志室、悬枢、腰阳关、三焦俞、肾俞、气海俞、大肠俞、气海穴。

3. 病例：李某，男，42岁，北京某饮食业经理。身高1.82m，体重112kg。形体肥胖，行动迟缓，呼吸喘促，胸闷，腹胀，舌红，苔白腻，脉滑缓。施以疗法5个疗程，体重减至88.5kg。

4. 体会：中医学对肥胖病的病因认识较为科学，不仅是靠药物抑制吸收、促进排泄或缩减饮食的减肥方法。上述方法会导致出现身体虚弱的不良反应或停药反弹现象。本疗法减肥是因调整了人体功能，脏腑功能正常了，不会出现反弹现象，而且减肥后不出皱皮。

跋/

　　《杨氏推拿按摩疗法》是恩师杨理存继《杨氏脏腑经络点穴疗法》一书出版后向世人推出的又一部力作。在恩师身边工作多年，目睹恩师为了中医事业，为了将杨氏脏腑经络点穴疗法传承下去，呕心沥血、不遗余力，几十年刻苦研修，不仅精博中医之道，而且在临床实践中取得了骄人的成绩，治愈了许多现代医学无法解释的疑难杂症，得到各级领导的首肯，受到国内外患者的好评。

　　目前，社会上推拿、按摩林林总总，其中也不乏滥竽充数者，师父通过多年的临床实践、辛勤耕耘，用精辟的语言论述了中医推拿按摩的渊源与发展，划分了推拿按摩的等级，规范了按摩流程，强调了推拿按摩师的理论与道德修养、技法修养。此书的出版，既是广大读者与推拿按摩者的福音，也是对恩师多年心血付出的肯定。作为弟子之一，乐为之跋。

王彦玲
2008 年夏

跋